每天刮一刮，
祛小病，防大病，
排出毒素一身轻松

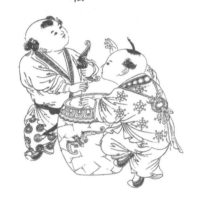

U0307675

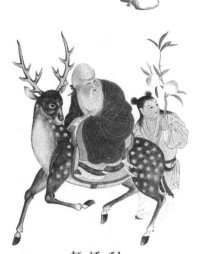

刮痧可以调气行血，
活血化瘀，疏经通络，
赶走亚健康。

逗号张文化
爱家爱健康
国医养生系列

吴中朝
教你
刮痧
祛百病

吴中朝 ◎ 编著

全国百佳图书出版单位
中国中医药出版社
·北京·

图书在版编目（CIP）数据

吴中朝教你刮痧祛百病/吴中朝编著. —北京：中国中医药出版社，2021.1（2024.12重印）

ISBN 978-7-5132-6264-4

Ⅰ.①吴… Ⅱ.①吴… Ⅲ.①刮搓疗法 Ⅳ.①R244.4

中国版本图书馆CIP数据核字（2020）第099913号

中国中医药出版社出版

北京经济技术开发区科创十三街31号院二区8号楼

邮政编码　100176

传真　010-64405721

三河市同力彩印有限公司印刷

各地新华书店经销

开本710×1000　1/16　印张10　字数185千字

2021年1月第1版　2024年12月第2次印刷

书号　ISBN 978-7-5132-6264-4

定价　59.80元

网址　www.cptcm.com

服 务 热 线　**010-64405510**
购 书 热 线　**010-89535836**
维 权 打 假　**010-64405753**

微信服务号　**zgzyycbs**
微商城网址　**https://kdt.im/LIdUGr**
官 方 微 博　**http://e.weibo.com/cptcm**
天猫旗舰店网址　**https://zgzyycbs.tmall.com**

如有印装质量问题请与本社出版部联系（010-64405510）

版权专有　侵权必究

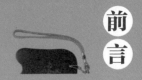

人体健康与否，取决于身体内部的阴阳调和。著名医典《黄帝内经》就论述了"阴阳"决定人体健康的原理："阴平阳秘，精神乃治；阴阳离决，精气乃绝。"阴阳若能保持平衡，人就会健康；若阴阳失衡，就会患上各种疾病。然而，快节奏的生活，各种不健康的习惯和不良情绪，让现代人极易出现体内环境失衡，也就是《黄帝内经》中所说的"阴阳"失衡。如果对这种不平衡置之不理，久而久之，机体就会出现各种问题。

正常情况下，人体的内环境失衡可以通过新陈代谢的方式调节，但是如果失衡严重，则会影响气血运行，扰乱代谢平衡，损害脏腑功能，加速人体老化。要想保持健康，刮痧无疑是非常安全有效的方法。刮痧通过对皮肤的刺激，促使机体的自我防御系统发生作用，清洁体内环境，提高自身的调节能力和抗病能力。在疾病未起或初起的时候，刮痧可以帮助激发人体的"正气"，达到防病、治病的目的。在疾病比较严重时，刮痧也可以帮助人体疏通经络，促进病邪排出，起到辅助治疗的作用。

本书收录了近百种现代人常遇到的疾病和亚健康问题，给出了对症的刮痧疗法，并设置了非常详尽的真人分步图示和刮拭部位图解，让读者能更准确地找到刮拭部位，并用正确手法进行刮痧，确保刮痧疗法的疗效。希望本书能成为您健康的好助手。

吴中朝

2020 年 10 月

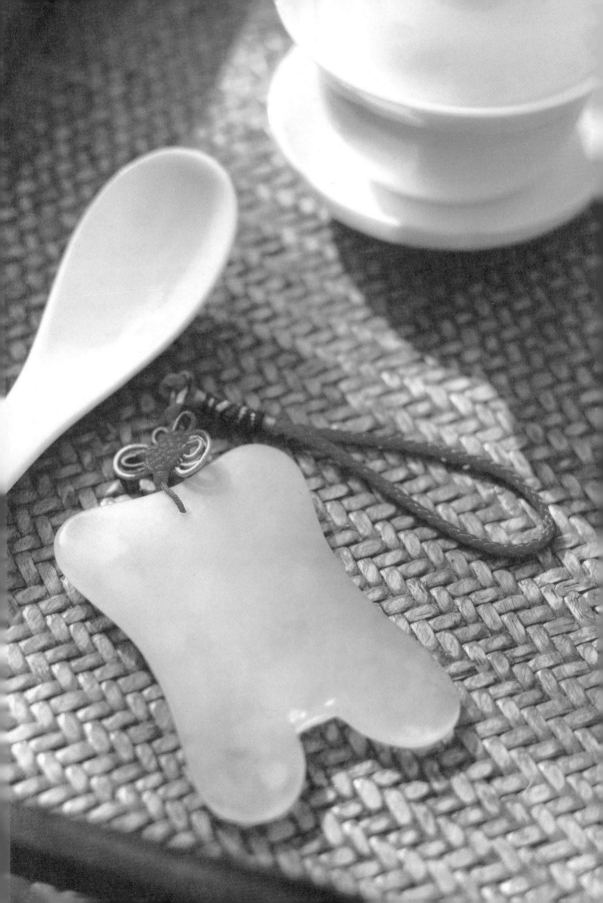

目录

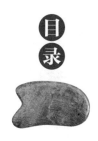

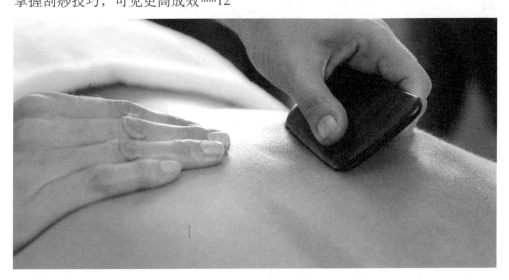

刮痧治疗日常小毛病及其保健作用 ·····21

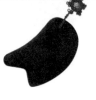

刮痧治疗常见病 ·····39

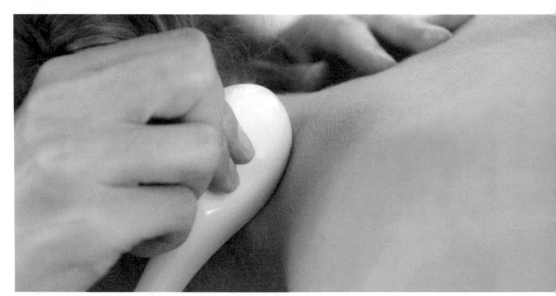

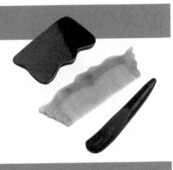

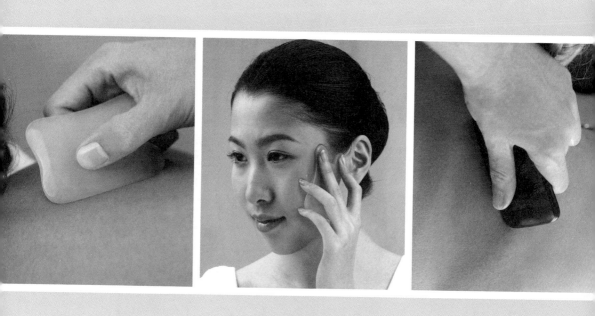

学会刮痧，守护家人健康

刮痧排毒有奇效

刮痧历史源远流长

刮痧有着悠久的历史，在旧石器时代就开始出现了，随着岁月的演进，得益于传统中医学说的滋养，刮痧逐渐发展成为中国传统养生术中的一门重要技术。

刮痧最初的适应证仅为痧证，痧证的记载较早见于宋代王荣《指述方瘴疟论》，该书中称之为"挑草子"。元代医学家危亦林的《世医得效方》对痧证有这样的描述："心腹绞痛、冷汗出，胀闷欲绝，俗谓搅肠沙。"

到了明代，医书中将"沙"字变为了"痧"。如明代张凤逵在《伤暑全书》中载有"绞肠痧"。明代成书的四大名著之一《水浒传》中，好汉时迁即患"搅肠痧"而死。清代郭右陶所著的《痧胀玉衡》详细介绍了痧病的病源："症先吐泻而心腹绞痛者，痧从秽气发者多；先心腹绞痛而吐泻者，从暑气发者多；心胸昏闷，痰涎胶结，从伤暑伏热发者多；遍身肿胀，疼痛难忍，四肢不举，舌强不言，从寒气冰伏过时，郁为火毒而发痧者多。"

另外，《痧胀玉衡》将痧病细分为遍身肿胀痧、闷痧、落弓痧、噤口痧、角弓痧、扑鹅痧、伤风咳嗽痧、痘前痧胀等45种痧病。

认识"痧"，才能"刮"

什么是"痧"

通常我们说刮痧能治病，能保健，能养生，有许多好处，最重要的是安全可靠、无毒副作用，很让人信赖。那么，究竟什么是"痧"呢？

在中医领域，"痧"是一种特有的术语，实际是指经络气血中的"瘀秽"，俗称为"痧毒"。这种"瘀秽"会阻碍气血运行、营养物质和代谢产物的交换以及引发组织器官的病变，因此也说"百病皆可发痧"。另外，临床上把患者皮肤上用特制刮痧器具刮出的红色或紫红色斑块、斑点等也叫作"痧"，或者称为"痧痕"。

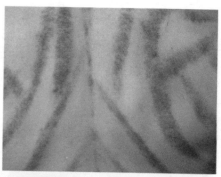

"痧"具有哪些特点

不同的痧表现出的疾病轻重不同

出痧时，其形状、光泽、颜色以及出痧的快慢等痧象不同，则表现出来的疾病轻重也不同。若是散痧，颜色浅淡，则病情较轻，容易康复；若出痧比较集中，且点大成块状、有紫色血包等，则病情较重，不容易康复。

出痧部位不同，反映出的疾病部位也不同

经络循行线路和穴位区域容易出痧，说明相关经络所对应的内脏功能有异常。在背部膀胱经均匀刮拭，心俞穴区出现紫痧或痧斑，则表示心脏功能有异常。

常见的痧症

热痧

痧症属热，主症发热狂躁。《七十二种痧证救治法·热痧》："此系外受热邪，发热狂躁，一周时不治则死。"治疗以清热、除秽、解痧为原则。

寒痧

症见喜按喜暖，肢冷麻木，唇青舌紫，面色苍白。治疗宜散寒除湿、芳香开窍。

绞肠痧

症见突然上吐下泻、面色苍白、四肢发冷、腹部剧烈绞痛等，属痧症之热证。治疗宜辟秽泄浊、利气宣壅。

怎样区分"痧"和瘀血

痧和瘀血表面上看起来很相似，因此难免会有人把两者混淆，但其实两者有很大差别，对身体的影响也各有不同。瘀血颜色多呈鲜红色，一般是由外伤引起，导致血管不同程度的损伤，出血量比较多，疼痛难忍，不但行为活动受限，有瘀血的地方也往往会引发新的疼痛，如果是大量的瘀血，则往往对身体有一定的损害，可形成血肿，造成压迫症状。对比起来刮痧后呈现的颜色一般是暗红色或紫红色的，主要从毛细血管中渗透而出，出血量很少，没有明显痛感，一旦停止刮痧后就会马上停止出痧，也不会压迫神经。

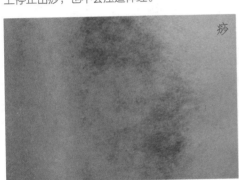
痧

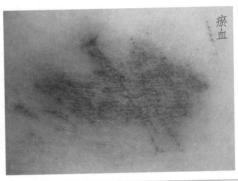
瘀血

痧象是身体健康状态的晴雨表

刮痧后皮肤相应部位会出现痧斑，这些痧斑的颜色深浅、形态数量以及范围大小会有明显差异，此外，刮痧板下的感觉也会有异常。这一切都与局部气血失调时间的长短、轻重有密切关系，这些可以帮助我们判断健康状态，得到某些疾病信息。

痧象与健康

痧象程度	具体痧象	健康提示
散在痧点	痧点为浅红色或红色，也可出现痧斑，无明显隆起	表明身体健康，痧点很快就会消失
轻度出痧	出现一个或多个浅红色或红色痧斑，直径一般在1~2厘米，无明显隆起	有轻度微循环障碍，身体处于亚健康状态，但没有任何自觉症状
中度出痧	出现多个紫红色或青色痧斑，直径约2厘米，无明显隆起或稍有隆起	有中度微循环障碍，而且时间较长，为亚健康或疾病状态，有时会有症状
重度出痧	出现直径大于2厘米的暗青色、青黑色痧斑，呈包块状或青筋样，明显隆起	有重度微循环障碍，时间较长，身体健康状态较差，多有明显疾病及相关症状

刮痧反应与健康

触觉	具体表现	健康提示
肌肉张力	肌肉紧张僵硬	气血运行不畅，经脉或组织器官缺氧，功能减弱。有实证
	肌肉松弛痿软	气血运行不畅，经脉或组织器官缺氧，功能减弱。有虚证
疼痛	酸痛	经脉或组织器官因气血不通而缺氧
	胀痛	经脉或组织器官因气滞而缺氧
	刺痛	经脉或组织器官因血液瘀滞而缺氧
沙砾	触摸有沙砾感，无疼痛	经脉或组织器官因气血瘀滞时间较长，正在形成病变，但目前无症状
	触摸有沙砾感，且疼痛	经脉或组织器官因气血瘀滞时间较长，或局部有炎症，经脉或组织器官有缺氧现象，目前有轻微症状
结节	有结节无疼痛	经脉或组织器官气血瘀滞时间较长，结节越大、越硬越严重，经脉或组织器官曾有炎症，但目前无症状
	有结节且疼痛	经脉或组织器官气血瘀滞时间较长，目前有症状

吴中朝教你 刮痧 祛百病

刮痧传统疗法的主要作用

　　刮痧疗法作用部位是体表皮肤，皮肤是机体暴露于外的最表浅部分，直接接触外界，且对外界气候等变化起适应与防卫作用。皮肤之所以具有这些功能，主要依靠机体内卫气的作用。卫气出于上焦，循行于皮肤，卫气调和，则"皮肤调柔，腠理致密"(《灵枢·本脏》)。健康人常做刮痧（如取背部腧穴、足三里穴等）可增强卫气，卫气强则护表能力强，外邪不易侵表，机体自可安康。若外邪侵表，出现恶寒、发热、鼻塞、流涕等表证，及时刮痧（如取肺俞、中府等）可将表邪及时祛除，以免表邪不祛，蔓延进入五脏六腑而生大病。

刮痧能使脏腑的阴阳得到平衡

　　刮痧对内脏功能的阴阳平衡有明显的调整作用。如肠蠕动亢进，在腹部和背部等处使用刮痧手法可使其亢进受到抑制而恢复正常。反之，肠蠕动功能减退者，刮痧则可促进其蠕动恢复正常。这说明刮痧可以改善和调整脏腑功能，使脏腑阴阳恢复平衡。

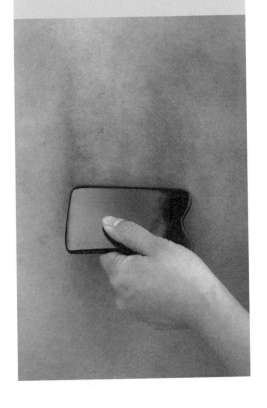

刮痧可以舒筋活络

　　人体的肌肉、韧带、关节囊等受损伤的软组织，会发出疼痛信号，然后通过神经的反射作用减少肢体活动，这是一种保护性反应，可减轻疼痛。但损伤部位若不及时治疗或治疗不彻底，会形成不同程度的粘连、纤维化或瘢痕化，以致不断加重的疼痛、压痛和导致肌肉收缩紧张。刮痧治疗能增强局部血液循环，使局部组织温度升高，在刮痧板的直接刺激下，可提高局部组织的痛阈，并可使紧张或痉挛的肌肉得以舒展，从而缓解或消除疼痛，促进病灶修复。

刮痧能够活血化瘀、祛瘀生新

　　刮痧可调节肌肉的收缩和舒张，使组织间压力得到调节，以促进刮拭组织周围的血液循环，增加组织流量，从而起到活血化瘀、祛瘀生新的作用。

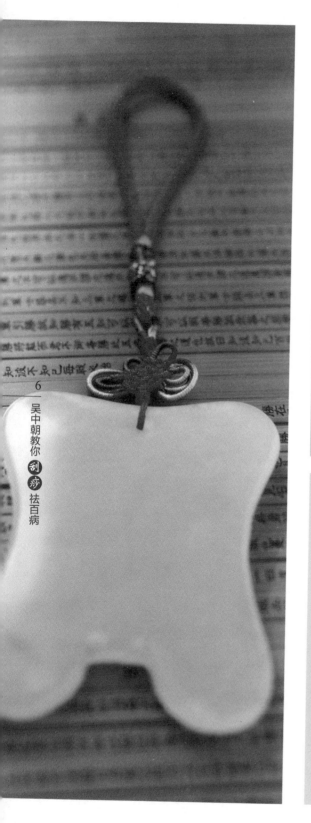

吴中朝教你 刮痧 祛百病

刮痧可以促使毒素加速排出

刮痧的治疗过程（用刮法使皮肤出痧）可使局部组织高度充血、血管神经受到刺激，从而使血管扩张，血液及淋巴液流动明显增快，促使体内废物、毒素加速排出，组织细胞得到营养，进而使血液得到净化，增强了全身抵抗力，可以减轻病势，促进康复。

刮痧能够减轻疼痛

气血（通过经络系统）的传输对人体起着濡养、温煦等作用。刮痧作用于肌表，使经络通畅，气血通达，于是瘀血化散，凝滞固塞得以崩解消除，全身气血通达无碍，局部疼痛得以减轻或消失。有些人认为刮痧时越痛，起痧颜色越深，说明效果越好。实际上，刮痧时的疼痛程度和起痧颜色深浅，只与病症、刮痧力度和器具有关，而不能作为衡量刮痧效果的标准。

刮痧能够调整生理功能

人体的各个脏器都有其特定的作用，当脏器发生病变时，有关的生理功能会发生改变，从而影响整个系统乃至全身的机能平衡。刮痧通过刺激等方式作用于体表的特定部位，产生一定的生物学信息，通过传递系统输入到有关脏器，对失常的生理功能加以调整，从而起到调整病变脏器的作用。刮痧过程中如用刮法、点法、按法刺激内关穴，可调整冠状动脉血液循环，延长左心室射血时间，增加心输出量，增加心肌的血氧供给等。如用刮法、点法、按法刺激足三里穴，可对垂体、肾上腺功能有良性调节作用，能提高免疫能力和调整肠运动等。

刮痧工具不能少

刮痧板

刮痧板是主要的刮痧工具，有水牛角及玉质刮痧板。用水牛角刮拭，有发散行气、清热解毒、活血化瘀的功效；而玉质刮痧板则有滋阴清热、养神宁志、健身祛病的功效。

三角形刮痧板

适用于手、足、颈项部。

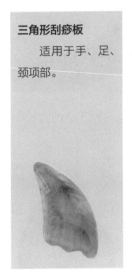

鱼形刮痧板

适用于面部。

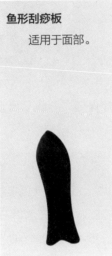

方形刮痧板

适用于背部。薄面的一边用于人体平坦部位，凹陷的厚面一边适合按摩保健刮痧。对称的两个圆角适用于凹陷部位的刮拭。

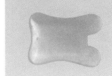

多功能刮痧板梳

粗厚的梳齿便于梳理头部经穴，长边适合平坦部位的刮拭，圆角适用于凹陷部位的刮拭。

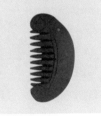

刮痧油

刮痧油是刮痧治疗必不可少的润滑剂，刮痧时涂以刮痧油不但可以减轻疼痛，加速病邪外排，还可保护皮肤，预防感染。专业的刮痧油应由具有清热解毒、活血化瘀、消炎镇痛作用而没有毒副作用的中草药及渗透性强、润滑性好的植物油加工而成。

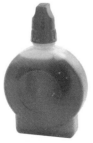

毛巾或清洁的纸巾

用于刮拭前的清洁，刮拭过程中和刮拭后的擦拭。要选用清洁卫生、质地柔软、对皮肤无伤害的棉质毛巾。

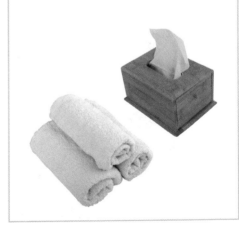

入门第一步，掌握刮痧方法

刮痧手法要记牢

持板方法

　　握住刮痧板，将刮痧板的底边横靠在手掌心部位，大拇指及另外四指弯曲，分别放在刮痧板两侧，刮痧时用手掌心部位向下按压。

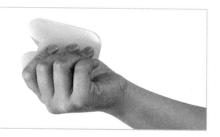

　　刮痧运板的方法非常多，但作为家庭治疗保健，一般只要掌握几种基本的方法即可。常用基本刮痧运板方法如下。

面刮法

　　将刮痧板的长边接触皮肤，向刮拭方向倾斜30°～60°（45°最常用）均匀地向同一方向刮拭。适用于平坦部位。

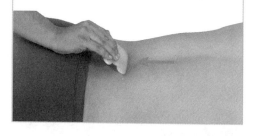

平刮法

　　刮板整个面接触皮肤，小于或等于15°角，向前推动力要小于按压力。此法可以减轻疼痛，向下渗透力大，适用于身体敏感部位。

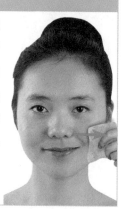

角刮法

　　分为单角刮法和双角刮法两种。

　　单角刮法：用刮痧板的一个角部朝刮拭方向倾斜45°在穴位处自上而下刮拭。用于肩贞、膻中、风池等穴位。

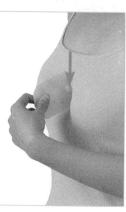

　　双角刮法：将刮痧板的凹槽部位对准脊柱棘突的部位，然后将凹槽两侧的角缓缓地放在脊柱棘突和两侧横突之间的部位，再向下倾斜45°角，自上而下进行刮拭，多用于脊柱部位。

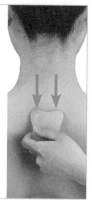

厉刮法

将刮痧板角部与穴区垂直 90°，刮痧板始终不离皮肤，并施以一定的压力做短距离（2~3 厘米）前后或左右摩擦刮拭。此方法适用于头部全息穴区刮拭。

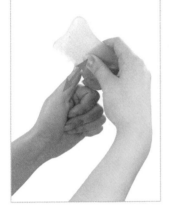

按揉法

分为平面按揉法和垂直按揉法两种。

平面按揉法： 把刮痧板的角部的一面以小于 20° 角按压在适合的穴位上，然后做缓慢且柔和的旋转运动。这个方法通常适用于合谷、内关、手足全息穴区、足三里以及其他疼痛较为敏感的部位。

垂直按揉法： 将刮痧板的边缘以 90° 角按压在穴区上，做柔和、缓慢按揉。适用于骨缝部的穴位和第二掌骨桡侧全息穴区。

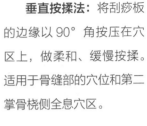

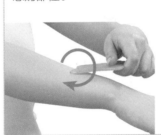

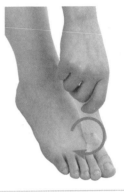

推刮法

刮痧板向刮拭的方向倾斜的角度小于 45°，每次一寸一寸地向前刮拭。其按压力大于平刮法，速度也慢于平刮法。

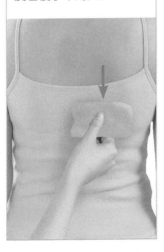

点按法

将刮痧板角部与穴位呈 90° 角，垂直向下按压，由轻到重，逐渐加力，片刻后迅速抬起。适用于人中、膝眼等穴。

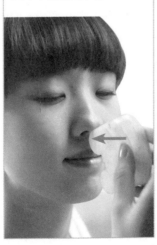

角揉法

用刮痧板厚边棱角在体表穴位附近进行回旋摆动运动，称为角揉法。揉时刮痧板要附在皮肤表面不移动，但要施以旋转回环的连续动作，带动皮肤下面的组织活动。

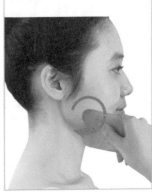

学会刮痧，守护家人健康

刮痧补泻需知道

　　刮痧的补泻手法是由刮拭的力量和速度两种因素决定的。在进行刮痧治疗时，对于不同体质的患者采用的刮拭手法是各不相同的，一般分为三种手法：补法、泻法和平补平泻法。

补法

　　补法刮拭按压力小，速度慢，刮拭的时间短，适用于年老、体弱、久病、重病或形体瘦弱的虚证患者。

泻法

　　泻法刮拭按压力大，速度快，刮拭时间长，适用于年轻、体壮、新病、急病的实证患者，但此法会增加刮拭时的疼痛感，所以实际操作的时候很少使用。

平补平泻法

　　平补平泻法也叫作平刮法，是补和泻手法的结合，刮拭时按压力适中，速度不快不慢，一般有三种刮拭手法。第一种按压力大，速度慢；第二种按压力小，速度快；第三种按压力中等，速度适中。具体应用时可根据患者情况和体质而灵活选用，常用于正常人保健或虚实兼见证的治疗。

补泻手法的具体运用

　　一般都是根据患者的体质和病情确定刮拭手法。但不论何种证型，都是以补刮开始，然后根据体质和部位决定按压力的大小，再逐渐向平刮、泻刮法过渡，使患者有个适应的过程。

　　虚证型患者，以补刮法为主，治疗过程中在补刮的基础上，对主要经络穴位，可以短时间运用平刮法，以增强治疗效果。实证型患者可以用泻刮法治疗后，以补刮法收尾。或在刮拭结束后，对所刮拭经络采用疏经理气法调补气血。具体的手法可根据患者的情况灵活运用。

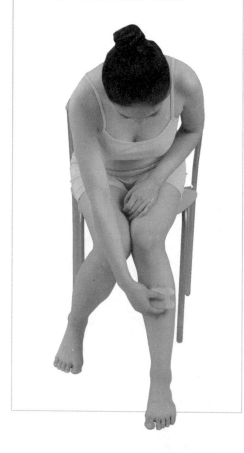

刮拭部位不同，体位自然也不同

刮痧时应根据刮拭部位来决定合适的刮痧体位，一般有以下四种体位：

坐位

自己刮拭除腰部外的身体各处时多采取坐位，在接受他人刮痧时，除胸腹部外，被刮拭者最好面向椅背骑坐或侧坐，双臂放在椅背上，使身体有所依靠。此体位适宜刮拭头、颈、肩、胸、背、腰、四肢等部位。仰靠椅背的坐位则适用于前额、颜面、颈前和上胸部的刮痧。

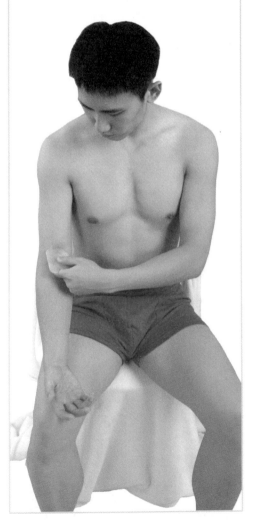

俯卧位

在接受他人刮拭后脑、肩、背、腰、下肢后侧等部位时适宜采用俯卧位。取俯卧位时应在腹部下方垫一软枕，托起腹部，避免腰部下陷，造成肌肉紧张。

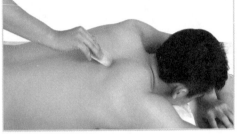

仰卧位

刮拭前额部、头顶部、侧头部、面部、胸腹等部位时，可采用仰卧位。

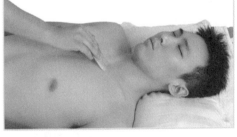

侧卧位

在接受他人刮拭侧头部、侧胸部、侧腹、下肢侧面等部位时宜采用侧卧位。

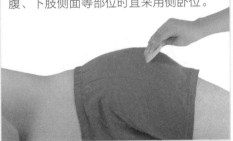

掌握刮痧技巧，可见更高成效

刮拭角度

刮拭角度以利于减轻被刮拭者疼痛感和方便刮拭者刮拭为原则。刮痧板与刮拭方向的角度大于 45° 时，会增加疼痛感，所以刮拭角度应小于 45°。对疼感比较敏感的人，或者刮拭疼痛敏感的部位，最好小于 15°，疼痛感就会明显减轻。

刮拭速度

每次刮拭速度应平稳、均匀，不要忽快忽慢。一般来说，刮拭速度越快，疼痛感越重；速度越慢，疼痛感越轻。

按压力度

刮拭过程中始终保持一定按压力，才能将刮拭的作用力传导至深层组织，起到治疗作用。若只在皮肤表面摩擦，不但没有治疗效果，还会形成表皮水肿。按压力不是越大越好，要根据体质、病情等区别对待。用重力刮痧时，需逐渐加大按压力，使身体适应，以减轻疼痛。

刮拭长度

一般以穴位为中心，总长度 8~15 厘米，以大于穴区范围为原则。如果需要刮拭的经脉较长，可分段刮拭。

刮拭时间

视被刮拭者的体质、刮痧部位、病情和刮拭的力度而定，一般一次刮痧应在 20 分钟之内，体弱者还应适当缩短时间。刮痧时间是由刮拭速度和次数决定的，如果刮拭速度缓慢，刮拭时间可以适当延长，每个部位刮至皮肤毛孔微张即应停止刮拭。

刮痧治疗间隔也要根据被刮拭者的体质、刮痧后的恢复情况而定，以局部皮肤恢复正常，疲劳和触痛感消失为准。痧的消退一般需要 5~7 天，快者 2~3 天，慢者则需要 2 周左右。如果在同一部位刮拭时间过长，势必造成疼痛。刮拭只要出痧即可停止，若是疼痛明显，即使没出痧也应停止，更换其他部位。

刮拭面

刮拭时着力点越小，疼痛越重；相反，增大刮痧板与皮肤的接触面则可以减轻疼痛。

刮拭手法

刮拭过程中，如发现有疼痛明显、结节、条索等部位，应先用补法（即刮拭按压力小，速度慢）缓慢地刮拭、按压，以减轻疼痛。对于疼痛比较明显的，尽量使用平刮法或推刮法。

刮痧应顺应正确方向和顺序

刮拭方向

　　背部、腹部、四肢：自上而下刮（如肢体水肿、静脉曲张、内脏下垂则从下向上刮）。面部、肩部、胸部：从内向外刮。

刮拭顺序

　　刮痧保健对刮拭顺序无严格要求，可以根据需要选择刮拭部位。为减少穿脱衣服的次数，可以先上后下，先背腰后胸腹，先躯干后四肢。

刮痧前后必须注意的事项

刮痧时应避风和注意保暖

　　刮痧时应避风，注意保暖。室温较低时应尽量减少暴露部位，夏季高温时不可在电扇处或有对流风处刮痧。因刮痧时皮肤汗孔开泄，如遇风寒之邪，邪气可通过开泄的毛孔直接入里，不但影响刮痧的疗效，还会因感受风寒引发新的疾病。刮痧后应将被刮部位覆盖再走出室外。

不可片面追求出痧

　　刮痧时只要刮至皮肤汗孔清晰可见，无论出痧与否，都可排除病气，有治疗作用。血瘀之证、热证、实证容易出痧，虚证、寒证、肥胖之人与服激素类药物者不易出痧，室温低时也不易出痧。对于不易出痧的病症和部位，只要刮拭方法和部位正确，就有治疗效果。

每次只治疗一种病症

　　每次治疗时刮拭时间不可过长，严格掌握每次刮痧只治疗一种病症的原则。不可连续大面积出痧治疗，以保护体内正气。多种全息穴区、经络穴位刮痧时，每次选刮 1~2 种即可。

刮痧后 3 小时方可洗浴

　　为避免风寒之邪侵袭，须待皮肤毛孔闭合恢复原状后，方可洗浴，一般 3 小时左右。在洗浴过程中，水渍未干时，也可以进行刮痧。因洗浴时毛孔微微开泄，此时刮痧用时少，效果显著，但应注意保暖。

刮痧后要喝一杯热水

　　刮痧使汗孔开放，邪气外排，要消耗部分体内的津液，刮痧后饮热水一杯，不但可以补充消耗的水分，还能促进新陈代谢，加速代谢产物的排出。

刮痧后的正常反应

出痧

由于个人的情况不同，刮痧后皮肤可能会出现不同颜色、不同形态的痧象。有鲜红色、暗红色、紫色及青黑色的痧斑，也有在皮肤下深层部位触及大小不一的包块状或结节状痧（一般在第二天才会显现出深色的痧斑）。这些都是刮痧后的正常出痧现象，它们反映了不同的健康信息。此外，在刮痧时，出痧的局部皮肤有明显发热的感觉。

疼痛

在刮痧的过程中会伴有轻微的疼痛感，这是气血不通畅的标志，虽然通过减小刮痧板与皮肤的夹角、均匀用力、缓慢刮拭等方法可以减轻刮痧过程中的疼痛感，但并不能完全消失。一般在刮痧后1~2天内，出痧较多处或有结节等不平顺的部位，在触摸时有轻重不等的疼痛感是正常现象。

刮痧后的异常反应

疲劳

如刮拭手法过重或刮拭时间过长，体质虚弱者会出现短时间的疲劳反应，严重者24小时以内会出现低烧，一般不需要特别处理，充分休息后即可恢复正常。

晕刮

在刮痧过程中，被刮拭者出现头晕、目眩、心慌、出冷汗、面色苍白、四肢发冷、恶心欲吐或神昏扑倒等现象，即发生了晕刮。发生晕刮的原因有很多，如刮拭手法过重、空腹或疲劳时刮痧、刮拭部位过多等。

晕刮的处理与防治

在刮拭过程中，如果发现晕刮先兆，应立即停止刮拭，迅速让发生晕刮者平躺，盖上衣被保暖，并喝杯温开水或糖水。反应较重者，应立即用刮板角部轻轻点按人中穴，并泻刮百会穴和涌泉穴，待情况好转后，继续刮内关、足三里。若是初次刮痧，为避免晕刮的发生，被刮痧者应首先了解刮痧，消除顾虑和紧张心情；其次避免在空腹、熬夜、过度疲劳时接受刮痧治疗；再者，刮痧时要选择舒适的体位和适当的手法，刮拭部位要少而精，刮拭时间不要过长。

不能刮痧的情况

这些情况必须谨慎刮痧

病人身体瘦弱,皮肤失去弹力,或背部脊骨凸起者,最好不要刮痧。

小儿或体瘦者,因为皮肤柔嫩需特别注意轻刮。

过度饥饱、过度疲劳、醉酒者不可接受重力、大面积刮痧,否则会引起虚脱。

原因不明的肿块和恶性肿瘤部位禁刮,可在肿块部位周围进行补刮。

韧带、肌腱急性损伤部位,新发生骨折处,及外科手术瘢痕处,均应在3个月之后方可进行刮痧治疗。

这些情况禁止刮痧

妇女月经期、怀孕期间下腹部和腰骶部禁刮。

眼睛、口唇、舌体、耳孔、鼻孔、乳头、肚脐等部位禁止刮痧,因为刮痧会使这些部位黏膜充血,而且不易康复。

严重心脑血管病急性期、肝肾功能不全、全身浮肿者禁止刮痧。因为刮痧会使人皮下充血,促进血液循环,这会增加心、肺、肝、肾的负担,加重病情。

急性扭伤、创伤的疼痛部位或骨折部位禁止刮痧,因为刮痧会加重伤口处的出血。

凡体表有疖肿、破溃、疮痈、斑疹和不明原因包块处禁止刮痧,否则会导致创口感染和扩散。

严重下肢静脉曲张者,患处局部禁刮。

有出血倾向者,如糖尿病晚期、严重贫血、白血病、再生障碍性贫血和血小板减少患者不要刮痧。

精神病患者禁用刮痧法,因为刮痧会刺激这类患者发病。

接触性皮肤病传染者忌用刮痧法,这可能会将疾病传染给他人。

初学刮痧，找准穴位很重要

　　刮痧对穴位的要求并不像按摩、艾灸、拔罐那样精准，往往只需要一个大致的部位或区域。不过要想效果更好，准确地找到穴位也是必不可少的，这就需要用到取穴手法。

手指同身寸定位取穴法

拇指同身寸法

　　以患者拇指指间关节的宽度作为1寸，适用于四肢部的直寸取穴。

中指同身寸法

　　以患者中指中节屈曲时，内侧两端纹头之间的距离作为1寸，多用于四肢部取穴的直寸和背部取穴的横寸。

横指同身寸法

　　横指同身寸法又名"一夫法"，是将患者食指、中指、无名指和小指四指伸直并拢，以中指中节近端横纹为准，以四指宽度作为3寸。

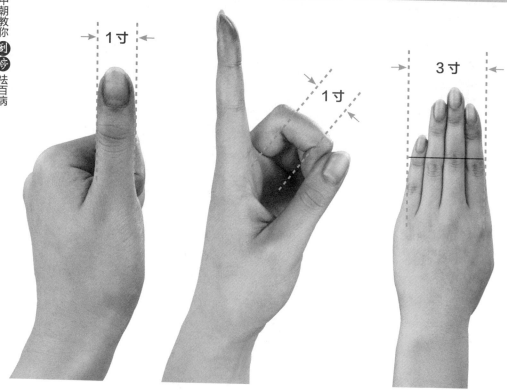

体表标志定位法

固定标志法

固定标志是指不受人体活动影响而固定不移的标志。如五官、毛发、指（趾）甲、乳房、肚脐以及各种骨节突起和凹陷部。由于这种自然标志固定不移，所以有利于腧穴的定位。例如，两眉之间取印堂穴，两乳之间取膻中穴，肚脐旁边 2 寸取天枢穴，俯首时最高的第 7 颈椎棘突下取大椎穴。

动作标志法

活动标志是指必须采用相应的动作姿势才能出现的标志，包括指关节、皮肤、肌肉在活动时出现的孔隙、凹陷、皱纹等，有时还包括肢体的动作。例如，张口于耳屏前方凹陷处取听宫穴，握拳于掌纹头后取后溪穴等。

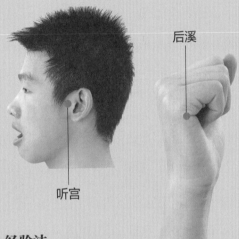

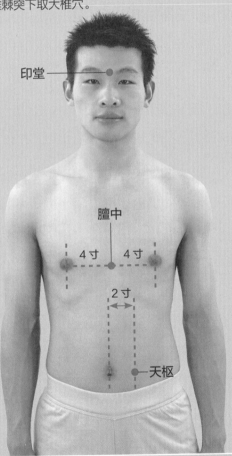

经验法

经验法是人们在长期实践中积累的取穴法，此法简便易行，如直立垂手，中指指端即为风市穴；两手虎口自然平直交叉，在食指指端即为列缺穴等。此外还有一种取穴方法，就是找最疼的一点，即阿是穴，这类穴位一般都随病而定，多位于病变的附近，也可在与其距离较远的部位，没有固定的位置和名称。它的取穴方法就是以痛为穴，即人们常说的"有痛便是穴"。

简易取穴法

如果实在找不准穴位，也不用着急，只要找对经络就可以了——古代的医家都提倡"离穴不离经"，就是说穴位可以找不准，经络找对就行了。正所谓"宁失其穴，勿失其经"，只要掌握经络的走向位置，就可以达到效果。

骨度分寸定位法

骨度分寸定位法也叫"骨度法"，以骨节为主要标志，把人体不同部位的长度和宽度划分若干等份，以此折算量取相应区域穴位。

骨度分寸表

部位	起止	骨度分寸	度量方式	注意
头部	前发际正中至后发际正中	12 寸	直度	若发际线不明显，可以眉心至大椎作 18 寸，则眉心至前发际 3 寸，大椎至后发际 3 寸
	耳后两乳突（完骨）之间	9 寸	横度	用于度量头部的横寸
胸腹部	胸骨上窝（天突）至胸剑联合（歧骨）	9 寸	直度	胸部直寸一般根据肋骨计算，胸剑联合（歧骨）每一肋骨折作 1 寸 6 分，其中天突至璇玑作 1 寸算
	歧骨至脐中	8 寸	直度	歧骨指胸剑联合
	脐中至耻骨联合上缘	5 寸	直度	
	两乳头之间	8 寸	横度	胸腹部取穴的横寸，可根据两乳头之间的距离折量，女性可用锁骨中线代替两乳头之间的横寸
	两肩胛骨喙突内侧缘之间	12 寸	横度	
背腰部	大椎以下至尾骶	21 椎	直度	背部可根据脊椎取穴，肩胛骨下角相当于第 7 胸椎
	肩胛骨内上缘至正中线	3 寸	横度	
上肢部	腋前皱襞至肘横纹	9 寸	直度	用于手三阴经、手三阳经的骨度分寸
	肘横纹至腕横纹	12 寸	直度	
下肢部	耻骨联合上缘至股骨内侧髁上缘	18 寸	直度	
	胫骨内侧髁下缘至内踝尖	13 寸	直度	用于足三阴经的骨度分寸
	股骨大转子至膝中	19 寸	直度	
	臀横纹至膝中	14 寸	直度	用于足三阳经的骨度分寸
	膝中至外踝高点	16 寸	直度	
	外踝高点至足底	3 寸	直度	

吴中朝教你
刮痧祛百病

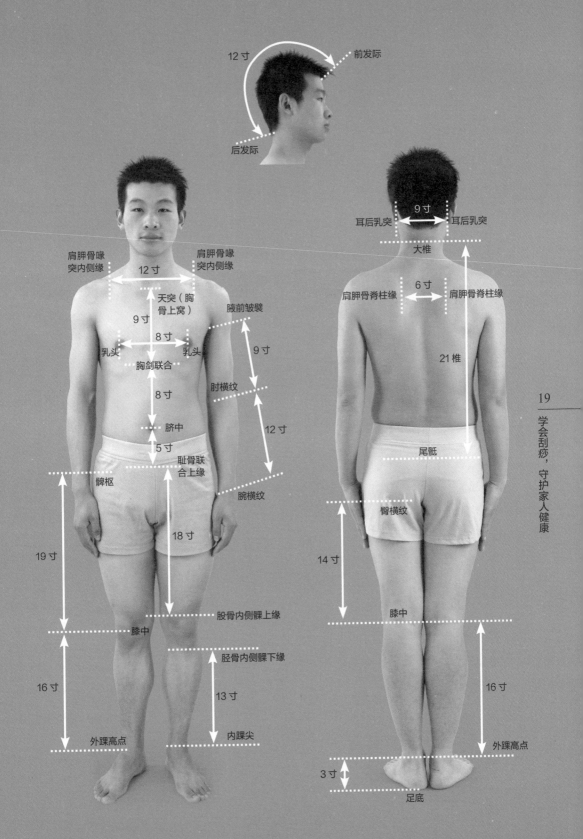

12寸   前发际

后发际

耳后乳突   9寸   耳后乳突

大椎

肩胛骨喙突内侧缘   肩胛骨喙突内侧缘

12寸

天突（胸骨上窝）

腋前皱襞

肩胛骨脊柱缘   6寸   肩胛骨脊柱缘

9寸

8寸

乳头   乳头

胸剑联合

9寸

肘横纹

21椎

8寸

脐中

12寸

5寸

耻骨联合上缘

尾骶

髀枢

腕横纹

18寸

19寸

臀横纹

14寸

股骨内侧髁上缘

膝中

膝中

胫骨内侧髁下缘

16寸

13寸

16寸

内踝尖

外踝高点

外踝高点

3寸

足底

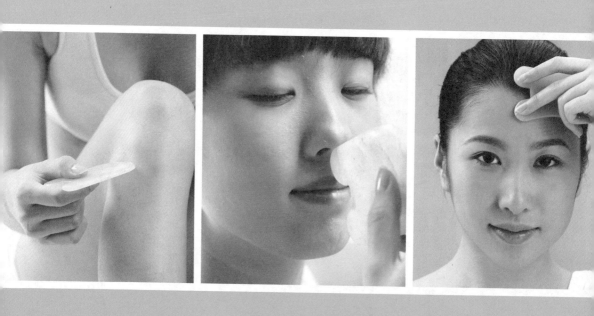

刮痧治疗

日常小毛病及其保健作用

神经衰弱

神经衰弱多表现为失眠、多梦、精神疲乏、注意力不能集中、记忆力减退等，还常感肢体无力，不愿多活动。中医认为该病主要是由"七情"，即喜、怒、忧、思、悲、恐、惊所致。刮拭身体相关穴位可以疏通气血、镇定安神，从而达到治疗的目的。

取穴

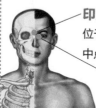

印堂
位于面部，两眉头连线中点即是

睛明
在面部，目内眦角稍上方凹陷处

期门
位于胸部，乳头直下，第6肋间隙

膻中
位于胸部，前正中线上，平第4肋间，两乳头连线的中点

风府
位于后颈部，两风池穴连线中点，颈顶窝处

心俞
位于背部，第5胸椎棘突下，旁开1.5寸处

胆俞
位于背部，第10胸椎棘突下，旁开1.5寸处

脾俞
位于背部，在第11胸椎棘突下，旁开1.5寸处

曲池
在肘横纹外侧端，屈肘，当尺泽与肱骨外上髁连线中点

肾俞
位于背部，第2腰椎棘突下，旁开1.5寸处

章门
位于侧腹部，当第11肋游离端的下方。屈肘合腋时肘尖正对处

内关
位于前臂掌侧，从腕横纹的中央往上约2寸

血海
位于大腿内侧，髌底内侧端上，股四头肌内侧头的隆起处

三阴交
位于小腿内侧，足内踝高点上3寸，在内踝尖正上方，胫骨边缘凹陷中

行间
位于足背侧，踇趾、二趾合缝后方，赤白肉际凹陷中，稍微靠踇趾边缘

太阳
在颞部，眉梢与目外眦之间，向后约1寸的凹陷处

百会
位于头顶正中心，两耳尖直上连线中点

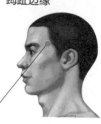
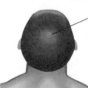

吴中朝教你 *刮痧* 祛百病

刮痧操作步骤

1 放松身体，以单角刮法刮拭头部百会穴；用平面按揉法按揉面部印堂穴、太阳穴；再用垂直按揉法按揉睛明穴。

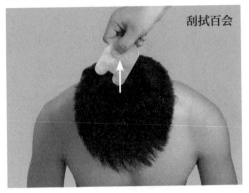
刮拭百会

2 以面刮法从上向下刮拭头部风府穴，以及背部双侧心俞穴、胆俞穴、脾俞穴、肾俞穴。

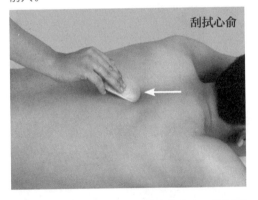
刮拭心俞

3 用单角刮法从上向下刮拭膻中穴，再以面刮法从里向外刮拭期门穴、章门穴。

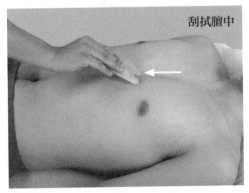
刮拭膻中

4 以角刮法从上向下刮拭手部曲池穴、内关穴。

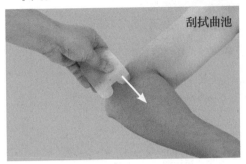
刮拭曲池

5 以面刮法从上向下刮拭下肢血海穴、三阴交穴，再用垂直按揉法按揉足背部行间穴。

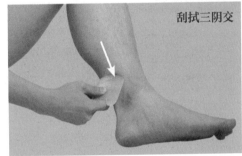
刮拭三阴交

食疗小偏方

甘草大麦红枣茶

(原料) 大麦 60 克，大枣 15 枚，甘草 30 克。

(做法) 将大麦干炒炒熟，晾凉后捣碎。大枣、甘草用刀切碎。将所有材料混合在一起分成 3 份，分别用细纱布包好，用开水冲泡即可饮用。

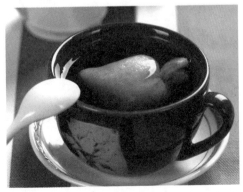

现代人生活节奏快，脑力劳动强度大，心理压力大，人体就会紧张疲劳。疲劳一般会有记忆力减退、头晕、烦躁、失眠、腰酸腿痛等一系列症状。中医认为疲劳与脏腑功能减退、气血失调有关，因而要用刮痧缓解疲劳，调五脏是关键。

取穴

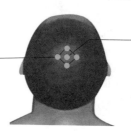

四神聪
位于头顶百会穴前、后、左、右各1寸处，共4穴

百会
位于头部，两耳直上头顶正中处

风府
位于项部，当后发际正中直上1寸，枕外隆凸直下，两侧斜方肌之间凹陷处

风池
位于项部，当枕骨之下，与风府穴相平，胸锁乳突肌与斜方肌上端之间的凹陷处

大椎
位于项部，第7颈椎棘突下凹陷中

肩井
位于大椎穴与肩峰连线中点，肩部最高处

身柱
位于背部，第3胸椎棘突下凹陷中

肾俞
位于背部，第2腰椎棘突下，旁开1.5寸处

心俞
位于背部，第5胸椎棘突下，旁开1.5寸处

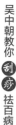

刮痧操作步骤

1 以百会穴为起点分别向四神聪方向用面刮法轻刮，每一方向刮拭 10~20 下，也可用梳刮法以百会为中心向四周放射刮拭。

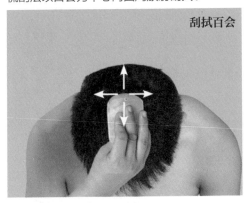

刮拭百会

2 用面刮法自风府穴经大椎穴至身柱穴刮10~20 下，重点刮拭大椎穴。

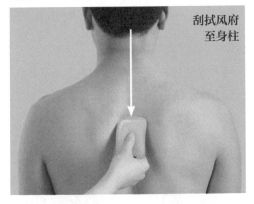

刮拭风府
至身柱

3 用平刮法刮拭风池穴至肩井穴，每侧刮拭20~30 下。

刮拭风池至肩井

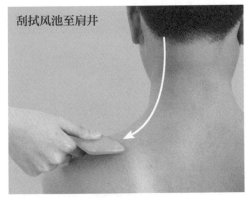

4 用平刮法刮拭脊柱两侧的膀胱经心俞穴至肾俞穴，每侧刮拭 10~20 下。

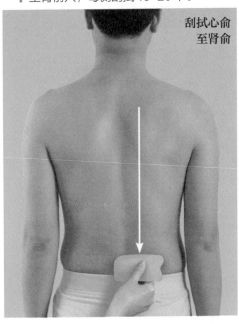

刮拭心俞
至肾俞

茶包小偏方

人参茶

原料 人参 30 克，切成薄片，分成 6 等份。

做法 将每份用细纱布包起来，热水冲泡即可饮用。

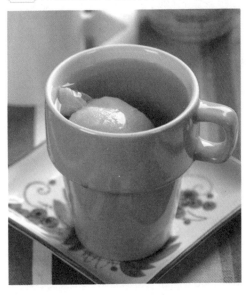

刮痧治疗日常小毛病及其保健作用

食欲不振不同于厌食的拒食，而是对食物丧失食欲，没有饥饿主动性。脾主运化，有调节胃肠功能的作用，人体脾胃虚弱，很容易引起食欲缺乏，所以刮痧要刮拭脾胃所对应的体表投影区及相关穴位。

取穴

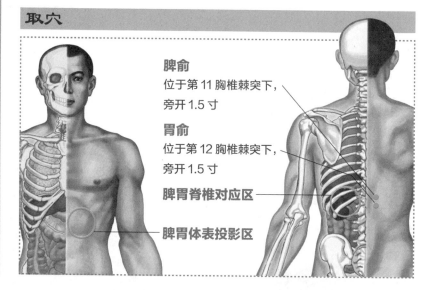

脾俞
位于第 11 胸椎棘突下，
旁开 1.5 寸

胃俞
位于第 12 胸椎棘突下，
旁开 1.5 寸

脾胃脊椎对应区

脾胃体表投影区

吴中朝教你 刮痧 祛百病

刮痧操作步骤

1 用面刮法和双角刮法自上而下刮拭脾胃脊椎对应区。

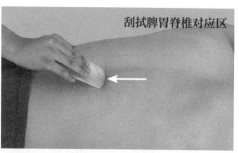

刮拭脾胃脊椎对应区

2 用刮痧板长边以小于 15° 的角度从上向下缓慢刮拭脾胃体表投影区。

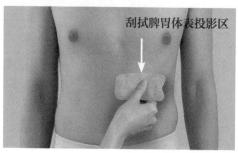

刮拭脾胃体表投影区

3 用面刮法刮拭背部双侧脾俞穴、胃俞穴，刮至出痧或毛孔微微张开即可。

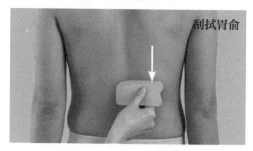

刮拭胃俞

食疗小偏方

鲫鱼糯米粥

原料 糯米 50 克，鲫鱼 1 条。

做法 用纱布袋将鲫鱼装好，糯米下锅煮开后放入布袋，煲至粥熟服用。

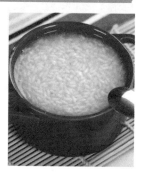

消化不良表现为断断续续地有上腹部不适或疼痛、饱胀、烧心（反酸）、嗳气等，致使患者不愿进食或尽量少进食，夜里也不易安睡，睡后常有噩梦。中医认为该病属于"痞满""郁证""反胃"等范畴。刮拭身体相关穴位可以健脾和胃、理气解郁，从而达到治疗的目的。

取穴

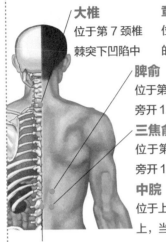

大椎
位于第 7 颈椎棘突下凹陷中

章门
位于侧腹部，当第 11 肋游离端的下方。屈肘合腋时肘尖正对处

脾俞
位于第 11 胸椎棘突下，旁开 1.5 寸

三焦俞
位于第 1 腰椎棘突下，旁开 1.5 寸

中脘
位于上腹部，前正中线上，当脐中上 4 寸

悬枢
位于腰部，当后正中线上，第 1 腰椎棘突下凹陷中

气海
位于下腹部，前正中线上，当脐中下 1.5 寸

天枢
位于脐旁 2 寸

刮痧治疗日常小毛病及其保健作用

刮痧操作步骤

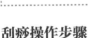

1 用面刮法从上向下刮拭背部督脉大椎穴至悬枢穴。再刮拭脊柱两侧，膀胱经脾俞穴至三焦俞穴。

2 用面刮法从上向下刮拭腹部任脉中脘穴至气海穴，胃经双侧天枢穴，肝经双侧章门穴。

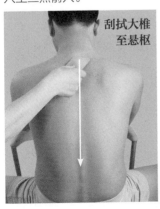

刮拭大椎至悬枢

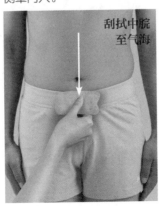

刮拭中脘至气海

食疗小偏方

糖醋萝卜

原料 白萝卜 500 克，白醋、白糖、盐、香油各适量。

做法 将白萝卜切成丝，加白醋、白糖、盐拌匀，淋上香油即可。

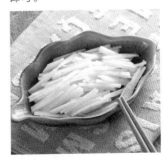

人如果长期处于较大压力或兴奋状态下，会持续分泌一些影响心脏血管的激素，导致血压上升，出现心慌、气短等症状。刮拭心俞穴、巨阙穴可以调补心气、养心安神；刮拭神堂穴配膻中穴可治胸闷。

取穴

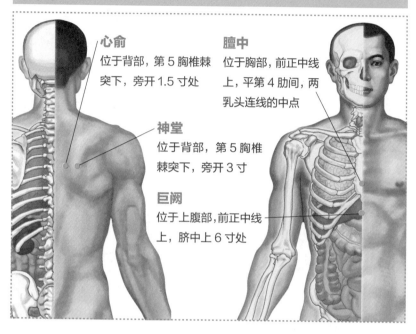

心俞
位于背部，第 5 胸椎棘突下，旁开 1.5 寸处

神堂
位于背部，第 5 胸椎棘突下，旁开 3 寸

巨阙
位于上腹部，前正中线上，脐中上 6 寸处

膻中
位于胸部，前正中线上，平第 4 肋间，两乳头连线的中点

刮痧操作步骤

1 用面刮法从上向下刮拭背部双侧心俞穴、神堂穴。

刮拭心俞

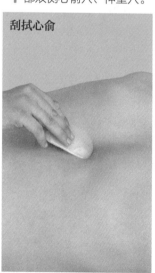

2 用单角刮法从上向下缓慢刮拭胸部膻中穴至巨阙穴。

刮拭膻中至巨阙

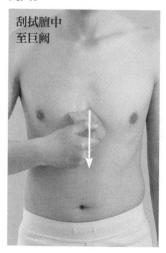

食疗小偏方

莲子粥

原料 莲子 30 克，大米 100 克。

做法 先把莲子研成末，待大米煮成粥后，再加入莲子末，搅匀即可食用。

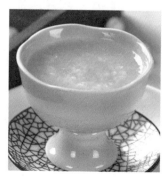

手脚冰冷是机体亚健康的表现，是由于自主神经功能调节不顺畅，血管变细所引起的。此外，压力过大、血糖过低、衣物保暖不够也会导致手足冰冷。中医认为手足怕冷是由气血虚而血脉不充盈或气血运行不畅所致。刮拭手足部相关穴位有助于疏通经脉、活血通络，从而缓解怕冷的症状。

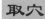

取穴

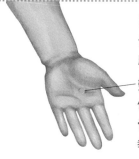

阳池
位于腕背横纹中，指伸肌腱的尺侧缘凹陷处

劳宫
位于手掌心，第2、3掌骨之间偏于第3掌骨，握拳屈指的中指尖处

刮痧操作步骤

1 放松身体，用刮痧板凹槽刮拭各手指，由指根部至指尖，刮至手指发热。

刮拭手指

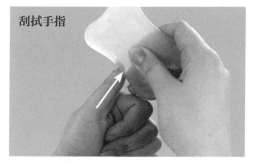

2 用面刮法或平面按揉法刮拭手腕部阳池穴、手掌心劳宫穴。

刮拭阳池

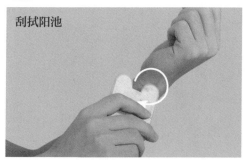

3 用面刮法刮拭足背和足底。

刮拭足底

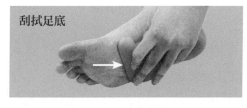

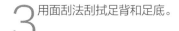

泡脚小偏方

[材料] 生姜1块，花椒1小撮。

[方法] 生姜切片，花椒用干净的纱布包好，然后放入锅中煮20分钟，去花椒包和姜片。将药汤倒入盆中，兑入适量热水，使水量可淹没小腿，晾至40℃左右泡脚。

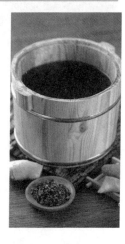

腰酸背痛

腰酸背痛多与生活不规律、缺乏运动、遭受寒凉或年老体弱引起的腰背肌肉劳损有关。长期腰酸背痛，很有可能是软骨损伤的前兆，极易诱发关节症状，导致颈椎炎、腰椎间盘突出症等疾病的发生。刮痧可起到疏通经络气血、疏风散寒、活血化瘀止痛的作用。

取穴

大椎
位于颈部下端，第7颈椎棘突下凹陷处

大杼
位于背部，第1胸椎棘突下，旁开1.5寸

至阳
位于背部，后正中线上，第7胸椎棘突下凹陷中

膈俞
位于背部，第7胸椎棘突下，旁开1.5寸处

肾俞
位于腰部，第2腰椎棘突下，旁开1.5寸处

肩井
位于大椎穴与肩峰连线中点，肩部最高处

附分
位于背部，第2胸椎棘突下，旁开3寸

膈关
位于背部，第7胸椎棘突下，旁开3寸

志室
位于身体腰部，在第2腰椎棘突下方，旁开3寸

章门
位于侧腹部，在腋中线，第1浮肋前端，屈肘合腋时正当肘尖尽处

刮痧操作步骤

1 以面刮法从内向外刮拭肩井穴。

刮拭肩井

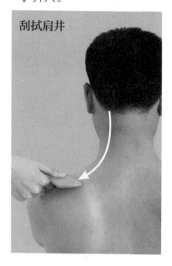

2 以面刮法从上向下刮拭大椎穴至至阳穴段，刮拭双侧大杼穴至膈俞穴段及附分穴至膈关穴段，刮拭腰部命门穴及双侧肾俞穴、志室穴。

刮拭肾俞

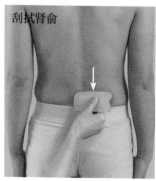

食疗小偏方

蜂蜜姜末酒

原料 白酒1瓶，蜂蜜1瓶，姜末适量。

做法 将白酒和蜂蜜按1:1的比例混合在一起，将姜末泡入其中，10天后就可服用，每日喝1小杯。

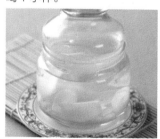

30

吴中朝教你

刮痧祛百病

中医认为，"头为诸阳之会"，即人体经脉中所有的阳经均上达于头部。头部经脉畅通，则精力充沛，脑血管、脑神经功能正常。刮拭头部相关经穴，不仅能改善头部血液循环，益智健脑，延缓大脑衰老，还能调整和增强五脏六腑的功能以及各中枢神经系统的功能，畅达全身阳气。

取穴

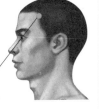
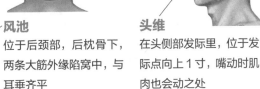

四神聪
位于头顶百会穴前、后、左、右各1寸处，共4穴

百会
位于头部，两耳直上头顶正中处

风池
位于后颈部，后枕骨下，两条大筋外缘陷窝中，与耳垂齐平

头维
在头侧部发际里，位于发际点向上1寸，嘴动时肌肉也会动之处

刮痧操作步骤

1 用面刮法从头顶部百会穴向前刮至前头发际处。

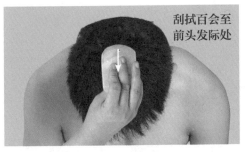

刮拭百会至前头发际处

2 将刮痧板竖放在耳朵上部发际边缘，绕着耳朵从前向后刮拭两侧头部。

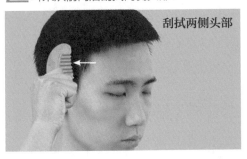

刮拭两侧头部

3 从百会穴向下刮后头部。最后用单角刮法刮拭百会穴、头维穴、四神聪穴、风池穴。

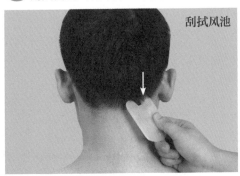

刮拭风池

食疗小偏方

黄精黄豆汁

原料 鲜黄精20克，黄豆50克，白糖适量。

做法 将鲜黄精去除根须，洗净，置沸水中略烫。黄豆用冷水浸泡一夜，次日早晨与鲜黄精同入食物料理机中粉碎，过滤取汁，入锅，煮沸后加少量白糖，待白糖溶化即成。

畅通血脉

　　血脉的健康关乎全身的新陈代谢。百脉通五脏，血脉正常，滋润、灌溉各脏腑器官，人体才能充满生命活力。刮拭胸背部及四肢相关穴位，可活血化瘀、益气养血，促进血液的化生，维护血脉的正常运行。

吴中朝教你*刮痧*祛百病

取穴

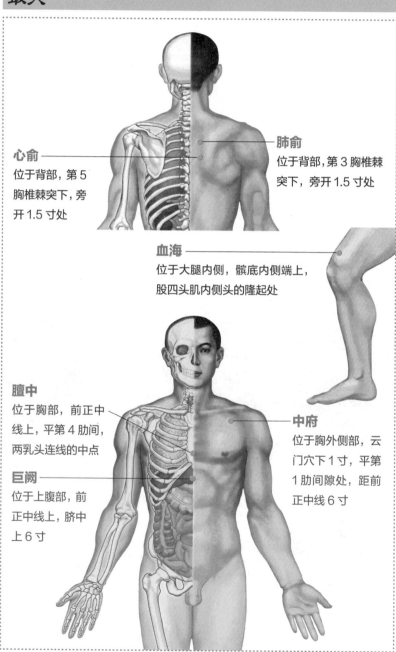

心俞
位于背部，第5胸椎棘突下，旁开1.5寸处

肺俞
位于背部，第3胸椎棘突下，旁开1.5寸处

血海
位于大腿内侧，髌底内侧端上，股四头肌内侧头的隆起处

膻中
位于胸部，前正中线上，平第4肋间，两乳头连线的中点

巨阙
位于上腹部，前正中线上，脐中上6寸

中府
位于胸外侧部，云门穴下1寸，平第1肋间隙处，距前正中线6寸

刮痧操作步骤

1 用面刮法自上而下刮拭背部双侧肺俞穴、心俞穴。

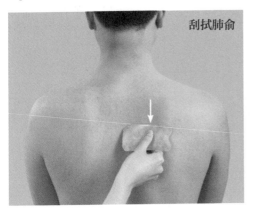

刮拭肺俞

2 用单角刮法从上向下刮拭胸部膻中穴、巨阙穴，及双侧中府穴。

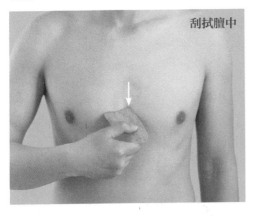

刮拭膻中

3 以面刮法刮拭上肢肘窝与下肢膝窝部经穴。

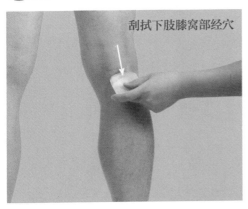

刮拭下肢膝窝部经穴

4 以面刮法从上向下刮拭下肢血海穴。

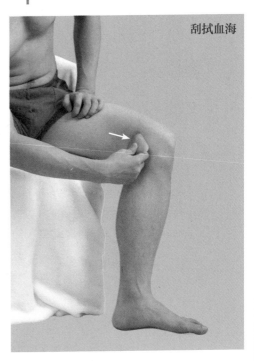

刮拭血海

茶包小偏方

桃仁茶

原料 桃仁 5 克，花茶 3 克。

做法 将桃仁放入锅中加水煎煮，用煎煮液泡花茶饮用即可。

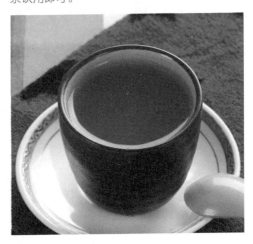

脾的主要功能是消化食物，胃主要是受纳、初步消化食物。若脾胃功能正常，则食欲良好，大便规律，身轻体健。若脾胃功能减弱，则食少身倦，腹胀腹痛，便溏，手足欠温，面色萎黄。刮拭背部、腹部及下肢相关穴位，可以促进消化系统的生理功能，延缓脾胃的衰老，改善脾胃的亚健康状态。

取穴

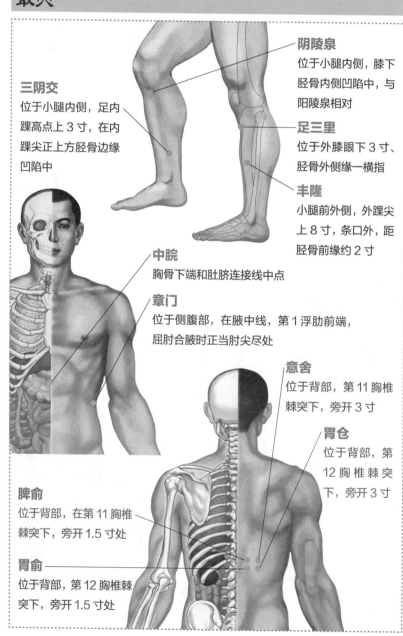

阴陵泉
位于小腿内侧，膝下胫骨内侧凹陷中，与阳陵泉相对

三阴交
位于小腿内侧，足内踝高点上3寸，在内踝尖正上方胫骨边缘凹陷中

足三里
位于外膝眼下3寸、胫骨外侧缘一横指

丰隆
小腿前外侧，外踝尖上8寸，条口外，距胫骨前缘约2寸

中脘
胸骨下端和肚脐连接线中点

章门
位于侧腹部，在腋中线，第1浮肋前端，屈肘合腋时正当肘尖尽处

意舍
位于背部，第11胸椎棘突下，旁开3寸

胃仓
位于背部，第12胸椎棘突下，旁开3寸

脾俞
位于背部，在第11胸椎棘突下，旁开1.5寸处

胃俞
位于背部，第12胸椎棘突下，旁开1.5寸处

刮痧操作步骤

1 用面刮法从上向下刮拭背部双侧脾俞穴、意舍穴、胃俞穴、胃仓穴。

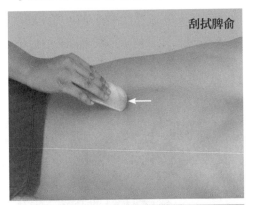

刮拭脾俞

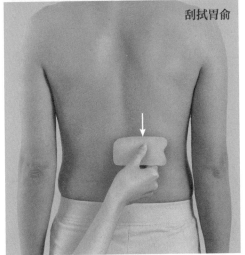

刮拭胃俞

2 用面刮法从上向下刮腹部中脘穴及双侧章门穴。

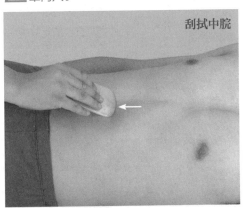

刮拭中脘

3 以面刮法从上向下刮拭下肢阴陵泉穴、足三里穴、丰隆穴、三阴交穴。

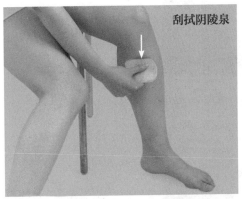

刮拭阴陵泉

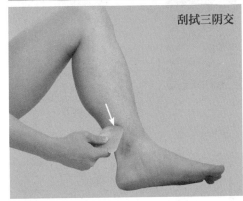

刮拭三阴交

茶包小偏方

楂曲茶

(原料) 山楂 5 克，神曲、花茶各 3 克，苍术 2 克。

(做法) 将所有茶材放入茶杯中。倒入沸水闷泡10 分钟即可饮用。

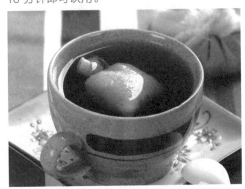

肺是人体系统的主宰。肺系统功能正常，机体的抗病能力就强，精力充沛，呼吸功能良好，不易感冒，皮肤滋润，二便排泄正常。肺功能减弱，则气短乏力，自汗畏风，面色淡白，皮肤干燥，口燥咽干，形体消瘦，排便不畅。刮拭背部及四肢相关穴位，可以益气养肺，维持和促进肺的生理功能，延缓呼吸器官的衰老，改善呼吸系统亚健康的症状。

取穴

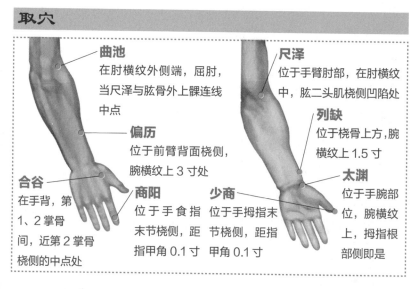

曲池 在肘横纹外侧端，屈肘，当尺泽与肱骨外上髁连线中点

尺泽 位于手臂肘部，在肘横纹中，肱二头肌桡侧凹陷处

偏历 位于前臂背面桡侧，腕横纹上 3 寸处

列缺 位于桡骨上方，腕横纹上 1.5 寸

合谷 在手背，第 1、2 掌骨间，近第 2 掌骨桡侧的中点处

商阳 位于手食指末节桡侧，距指甲角 0.1 寸

少商 位于手拇指末节桡侧，距指甲角 0.1 寸

太渊 位于手腕部位，腕横纹上，拇指根部侧即是

刮痧操作步骤

1 以角刮法从肘窝尺泽穴刮拭至手大拇指少商穴。

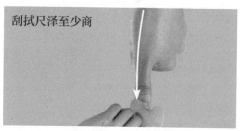

刮拭尺泽至少商

3 以角刮法从上向下刮拭肘关节曲池穴至食指商阳穴。

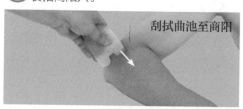

刮拭曲池至商阳

2 以面刮法重点刮拭偏历穴、列缺穴、太渊穴、合谷穴。

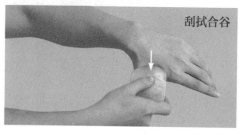

刮拭合谷

茶包小偏方

鱼腥草茶

原料 新鲜鱼腥草 500 克。

做法 将鱼腥草择去杂质，清水洗净，沥干水，捣汁，煎煮至沸，去渣取汁。

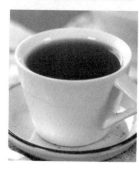

肝脏是人体最大的消化腺，胆的主要功能则是贮存和排泄胆汁，帮助消化饮食。肝胆功能相辅相成，功能正常则眼睛明亮，脊椎、四肢灵活有力；功能失调则头晕目眩，耳鸣耳聋，烦躁易怒，口苦尿黄，两目干涩，失眠健忘。刮拭胸背部及下肢相关穴位，可以调畅全身气机，促进血脉通畅，维持和促进肝胆和消化系统的生理功能，延缓肝胆的衰老。

取穴

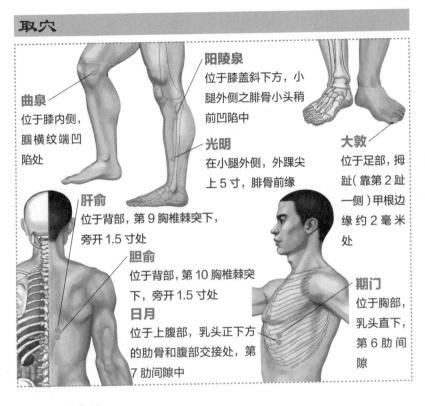

曲泉
位于膝内侧，腘横纹端凹陷处

阳陵泉
位于膝盖斜下方，小腿外侧之腓骨小头稍前凹陷中

光明
在小腿外侧，外踝尖上5寸，腓骨前缘

大敦
位于足部，拇趾（靠第2趾一侧）甲根边缘约2毫米处

肝俞
位于背部，第9胸椎棘突下，旁开1.5寸处

胆俞
位于背部，第10胸椎棘突下，旁开1.5寸处

日月
位于上腹部，乳头正下方的肋骨和腹部交接处，第7肋间隙中

期门
位于胸部，乳头直下，第6肋间隙

刮痧操作步骤

1 用面刮法从上向下刮拭背部双侧肝俞穴、胆俞穴。

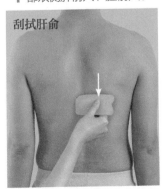

刮拭肝俞

2 以面刮法从里向外刮拭胸腹部期门穴、日月穴。

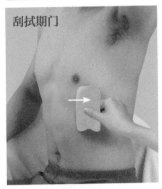

刮拭期门

3 以面刮法从上向下刮拭下肢曲泉穴、阳陵泉穴、光明穴、大敦穴。

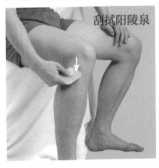

刮拭阳陵泉

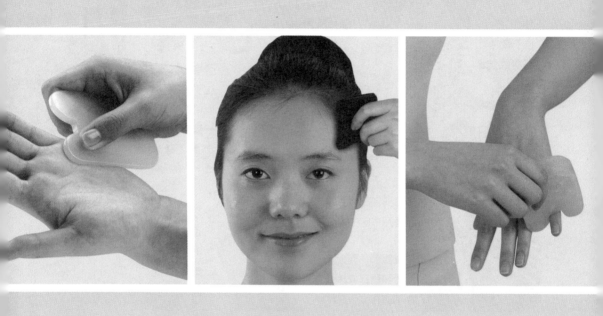

刮痧治疗

常见病

感冒

感冒，中医也称为"伤风"，多是由病毒或细菌感染引起的呼吸道炎症。感冒根据致病病因不同，可分为多种类型，常见的类型有风寒感冒、风热感冒、暑湿感冒三种。证型不同，治疗方法也不同，刮痧也需要辨清证型再行施刮。

取穴

风池
在颈后区，枕骨之下，胸锁乳突肌上端与斜方肌上端之间的凹陷中

少商
位于手拇指末节桡侧，距指甲角0.1寸

大椎
第7颈椎棘突下凹陷中，后正中线上

肺俞
第3胸椎棘突下，后正中线旁开1.5寸

支沟
位于前臂背侧，当阳池与肘尖的连线上，腕背横纹上3寸

膻中
位于前正中线上，两乳头之间，平第4肋间隙

合谷
在手背，第1、2掌骨间近第2掌骨桡侧的中点处

中府
在胸部，位于前正中线旁开6寸，第1肋间隙中

中脘
位于前正中线上，脐上4寸

尺泽
位于手臂肘部，在肘横纹中，肱二头肌桡侧凹陷处

曲池
在肘横纹外侧端，屈肘，当尺泽与肱骨外上髁连线中点

孔最
位于太渊穴与尺泽穴连线上7寸处

吴中朝教你 刮痧 祛百病

风寒感冒

症状

风寒感冒常出现在寒冷季节，一般表现为恶寒重、发热轻、头痛身重、无汗、鼻塞、鼻流清涕等。刮痧宜采取辛温解表、宣肺散寒之法。

刮痧操作步骤

1 涂抹刮痧油，用单角刮法从上向下刮拭风池穴，然后用面刮法从上向下刮拭肺俞穴，并向外下方刮拭肩胛部，直至出痧。

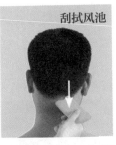
刮拭风池

2 涂抹刮痧油，用单角刮法从上向下刮拭胸部中府穴，直至出痧。

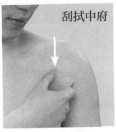
刮拭中府

3 涂抹刮痧油，刮拭手指上的少商穴，向手指末端刮，直至出痧。

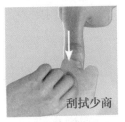
刮拭少商

泡脚小偏方

[材料] 鲜生姜100克。

[方法] 生姜洗净切片，放入锅中加2升水浸泡5分钟，大火煮沸后转小火煎10分钟。将生姜、生姜水一起倒入盆中，晾温后用来泡脚，水量要没过小腿。

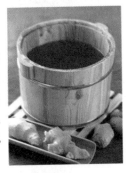

风热感冒

症状

风热感冒多发生于春季或夏秋转换之时，此时多风，气候转温，故风与温热之邪多相兼致病。一般表现为发热重、恶寒轻、无汗或有汗、头身疼痛、鼻塞、鼻流黄浊涕、咳嗽、咽红干痛、口干渴、咳痰黄稠等。刮痧宜采取祛风清热解表之法。

刮痧操作步骤

1 涂抹刮痧油，用面刮法从上向下刮拭大椎穴，直至出痧。

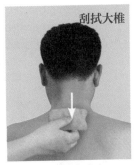
刮拭大椎

2 涂抹刮痧油，用面刮法从上向下刮拭曲池穴、尺泽穴，直至出痧。

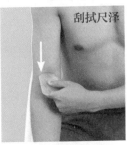
刮拭尺泽

3 涂抹刮痧油，用单角刮法刮拭并按揉合谷穴30次，直至出痧。

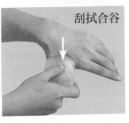
刮拭合谷

泡脚小偏方

[材料] 鱼腥草15克，麻黄5克，细辛10克。

[方法] 上药加入1升清水浸泡10分钟，然后煎煮30分钟，去渣取汁，将药汁倒入盆中，加入适量温水泡脚15~20分钟。

刮痧治疗常见病

暑湿感冒

症状

暑湿感冒的病因是人体感受了夏季暑湿时邪，又因喜欢纳凉和饮冷，使体内的暑湿为风寒所遏，疏泄受阻，因而发病。症状表现为发汗、汗出热不解、头昏头重、胸闷泛恶、苔黄腻、脉濡数。若暑湿犯肺，肺气不清，还会有咳嗽痰黏、鼻流浊涕的症状。

暑湿感冒与暑热感冒都因感受暑气而生。但两证的病因和病机的区别主要在于是否夹湿。中医对暑湿感冒的治疗，主要采用清暑祛湿的方法。

刮痧操作步骤

1 用单角刮法从上向下刮拭胸部膻中穴，再刮腹部中脘穴。

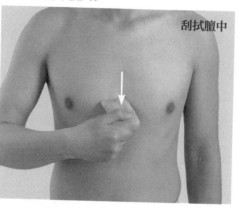

刮拭膻中

2 用面刮法从上向下刮拭上肢内侧孔最穴、外侧支沟穴和合谷穴。

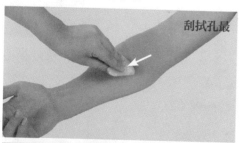

刮拭孔最

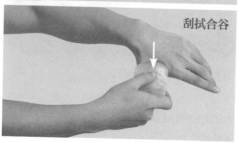

刮拭合谷

吴中朝教你 刮痧 祛百病

泡脚小偏方

[材料] 藿香、佩兰、薄荷各 40 克。

[方法] 放入锅中，加入 2.5 升水煎 40 分钟，取药汁。将药汁倒入盆中，晾温后用来泡脚。

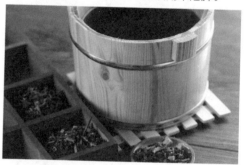

保健小贴士

任何类型的感冒都可以取全息穴区刮拭，方法如下：

1. 以厉刮法刮拭额中带、额旁 1 带。

2. 用面刮法和双角刮法刮拭颈椎的头部对应区和胸椎肺脏对应区。

3. 用单角刮法从上向下刮拭前颈部咽喉体表投影区，前胸正中气管体表投影区。

头部额中带为头部（包括咽喉）对应区，额旁 1 带对应心肺区。刮拭咽喉、气管体表投影区有利于利咽解痛。

需要注意的是，如因感冒合并细菌或病毒感染而发热者，在刮痧治疗的同时应在医师的指导下酌情配合药物治疗。

引发头痛的原因众多，有时是心理压力过大、精神过分紧张所致，有时是因为某些病症导致。无论何种原因引起的头痛，均与循行于头部的经脉气血失调、气滞血瘀有关。因此刮拭寻找并疏通头部和头部对应区的疼痛区域可以快速缓解头痛症状。但刮痧方法只是缓解头痛的紧急措施，要从根本上治愈头痛，须及时去医院就诊。

取穴

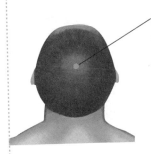

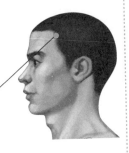

百会
位于头部，两耳直上头顶正中处

头维
在头侧部发际里，位于发际点向上1寸，嘴动时肌肉也会动之处

刮痧操作步骤

1 手持刮痧板梳，以面刮法从前向后刮拭头维穴（从头维穴刮至侧头部下面发际边缘处）。

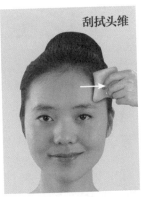

刮拭头维

2 用刮痧板梳，以面刮法从百会穴开始向前刮至前头发际处。

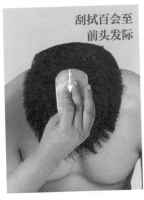

刮拭百会至前头发际

3 用刮痧板梳，以面刮法从百会穴开始向后刮至后头发际处。

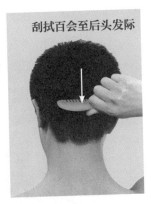

刮拭百会至后头发际

茶包小偏方

荆芥穗茶

[原料] 荆芥穗10克。

[做法] 捣碎，用细纱布包好，热水冲泡即可。

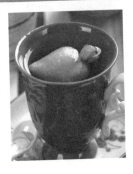

咳嗽

咳嗽是肺脏疾病的主要症状之一，有急慢性之分，急性为外感，慢性属内伤。外感咳嗽即感冒引起的风寒咳嗽、风热咳嗽，急性上呼吸道感染、气管炎。内伤咳嗽即慢性气管炎，支气管扩张，肺部感染。外感咳嗽调治不当，可转为慢性咳嗽。咳嗽是肺气不宣、肺气上逆的表现，刮拭大杼至肺俞可以疏风，宣肺解表，尺泽为肺经合穴，列缺为肺经络穴，诸穴配伍，既可疏散肺经风寒，又可清泻肺热而达宣肺止咳化痰的效果。

取穴

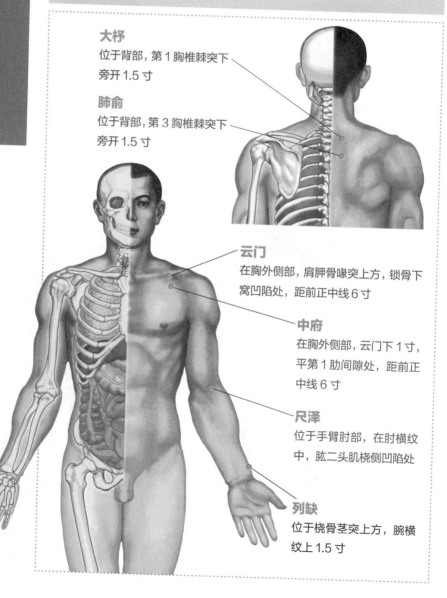

大杼
位于背部，第1胸椎棘突下旁开1.5寸

肺俞
位于背部，第3胸椎棘突下旁开1.5寸

云门
在胸外侧部，肩胛骨喙突上方，锁骨下窝凹陷处，距前正中线6寸

中府
在胸外侧部，云门下1寸，平第1肋间隙处，距前正中线6寸

尺泽
位于手臂肘部，在肘横纹中，肱二头肌桡侧凹陷处

列缺
位于桡骨茎突上方，腕横纹上1.5寸

刮痧操作步骤

1 用面刮法从上向下刮拭双侧大杼穴至肺俞穴。

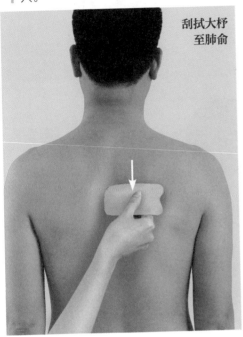

刮拭大杼至肺俞

2 用单角刮法从上向下由云门穴刮至中府穴。

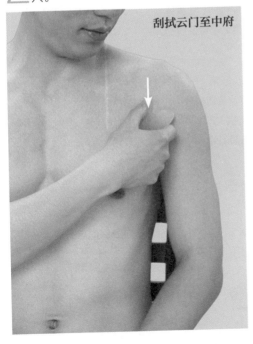

刮拭云门至中府

3 用面刮法从上向下分别刮拭双上肢尺泽穴至列缺穴。

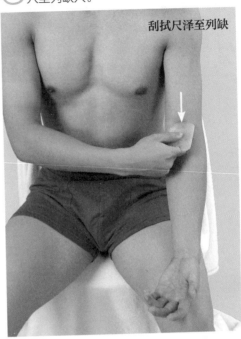

刮拭尺泽至列缺

食疗小偏方

萝卜蜂蜜饮

[原料] 白萝卜 5 片，姜 3 片，红枣 3 颗，蜂蜜 30 克。

[做法] 加水适量煮沸约 30 分钟，去渣，加蜂蜜，调匀即可。趁温热服下，每日 1~2 次。适用于风寒咳嗽。

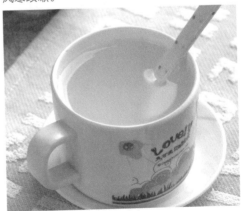

牙痛

牙痛是口腔疾患中最常见的症状，是牙齿及周围组织的疾病，牙邻近组织的牵涉痛及全身疾病均可引起牙痛。常见有龋齿牙痛、虚火牙痛、实火牙痛等，实火牙痛以胃热多见。虚火牙痛、实火牙痛均可采用刮痧疗法。

取穴

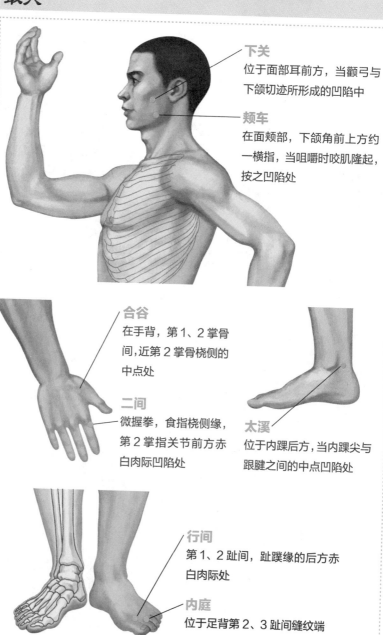

下关
位于面部耳前方，当颧弓与下颌切迹所形成的凹陷中

颊车
在面颊部，下颌角前上方约一横指，当咀嚼时咬肌隆起，按之凹陷处

合谷
在手背，第1、2掌骨间，近第2掌骨桡侧的中点处

二间
微握拳，食指桡侧缘，第2掌指关节前方赤白肉际凹陷处

太溪
位于内踝后方，当内踝尖与跟腱之间的中点凹陷处

行间
第1、2趾间，趾蹼缘的后方赤白肉际处

内庭
位于足背第2、3趾间缝纹端

吴中朝教你 刮痧 祛百病

虚火牙痛

症状

虚火牙痛表现为牙痛，牙龈红肿不明显，牙齿松动，常伴有舌苔黄厚、口苦、发烧、便秘或大便不畅等全身症状。

刮痧操作步骤

在需刮痧部位涂抹适量刮痧油。先点揉下关、颊车穴，用力宜重。再用平面按揉法揉手部合谷穴，至皮肤发红、皮下紫色痧斑痧痕形成为止。最后重刮足部太溪穴、行间穴，用刮板角部重刮 30 次，出痧为度。

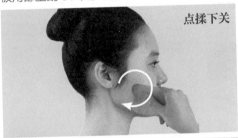

点揉下关

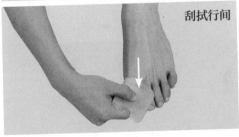

刮拭行间

食疗小偏方

百合莲子粥

[原料] 大米 150 克，百合干 25 克，莲子 25 克，枸杞子 2 克，冰糖 30 克。

[做法] 百合干用刀背碾成粉状；莲子、枸杞子用热水稍泡；大米淘洗干净用冷水浸泡半小时。锅中放水，先放入大米、百合干烧开后，再放入莲子、枸杞子、冰糖，改用小火继续熬煮熟即可。

实火牙痛

症状

实火牙痛表现为牙痛甚剧，牙龈红肿（多为下牙痛），兼口臭口渴，便秘，多为肠胃积热所致。

刮痧操作步骤

在需刮痧部位涂抹适量刮痧油。先用刮痧板板角点揉下关穴、颊车穴，用力宜重。再用平面按揉法按揉手部合谷穴和二间穴，至皮肤发红、皮下紫色痧斑痧痕形成为止。最后重刮足部内庭穴，用刮板角部重刮 30 次，出痧为度。

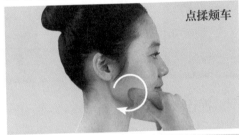

点揉颊车

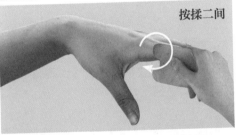

按揉二间

食疗小偏方

鸭蛋牡蛎粥

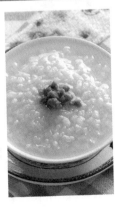

[原料] 咸鸭蛋 2 个，干牡蛎 50 克，大米 100 克。

[做法] 将咸鸭蛋煮熟，去壳，取蛋黄压碎；干牡蛎洗净。将大米淘洗干净，煮粥，粥快熟时将咸蛋黄和干牡蛎一起放入粥内，再煮片刻即可。

眼疲劳

眼疲劳是一种眼科常见病，它所引起的眼干、眼涩、眼酸胀、视物模糊甚至视力下降直接影响着人们的工作与生活。中医认为"肝开窍于目"，眼疲劳、干涩与肝血不足、眼周的经络气血运行不畅有关，刮拭眼睛四周的几个重要穴位，可以快速改善眼部气血运行，缓解眼疲劳、干涩。

取穴

攒竹
在面部，眉头陷中，眶上切迹处

鱼腰
位于额部，瞳孔直上，眉毛中

瞳子髎
位于面部，眼睛外侧凹陷中

承泣
位于面部，瞳孔直下方，眼球与下眼眶边缘之间

睛明
在面部，目内眦角稍上方凹陷处

风池
在颈后区，枕骨之下，胸锁乳突肌上端与斜方肌上端之间的凹陷中

刮痧操作步骤

1 放松身体，将少量美容刮痧乳涂在美容刮痧板边缘，用垂直按揉法按揉睛明穴。

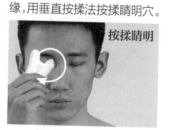
按揉睛明

2 用平刮法从内眼角沿上眼眶经攒竹穴、鱼腰穴缓慢向外刮至瞳子髎穴，刮拭5~10下。

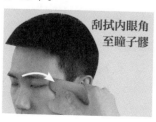
刮拭内眼角至瞳子髎

3 用平刮法从内眼角沿下眼眶经承泣穴缓慢向外刮至瞳子髎穴，刮拭5~10下。用单角刮法刮拭风池穴。

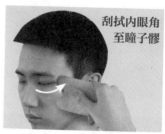
刮拭内眼角至瞳子髎

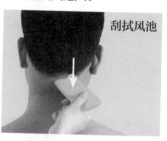
刮拭风池

茶包小偏方

蔓菊决明茶

[原料] 蔓荆子9克，菊花12克，决明子18克，绿茶15克。

[做法] 混合均匀，分成4等份。将每份用细纱布包起来，热水冲泡即可饮用。

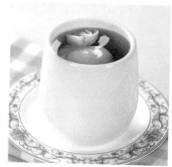

眩晕的主要表现为头晕、眼花。轻者闭目可止，重者如坐车船，旋转不定，不能站立，或伴有恶心呕吐、汗出、面色苍白等症状。严重时可突然仆倒。中医认为肝阳上亢、痰瘀内阻或脑髓不充、脑窍失养是导致眩晕的原因，刮拭背部及头部相关穴位可以清虚热、益气养阴。

取穴

头部脊椎对应区
颈椎第 1~3 节部位，相当于同水平段的督脉、膀胱经和胆经循行线

百会
位于两耳直上头顶正中处

四神聪
位于头顶百会穴前、后、左、右各 1 寸处，共 4 穴

风池
在颈后区，枕骨之下，胸锁乳突肌上端与斜方肌上端之间的凹陷中

头维
位于头侧部，在额角发际上 5 分处，头正中线旁开 4.5 寸

太阳
位于外眼角和眉梢之间，向后约 1 寸的凹陷处

刮痧操作步骤

1 用面刮法和双角刮法刮拭头部脊椎对应区。

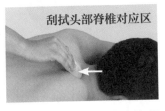

刮拭头部脊椎对应区

2 用面刮法以百会穴为起点分别向四神聪穴方向刮拭。

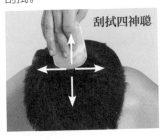

刮拭四神聪

3 用平面按揉法按揉双侧太阳穴，用单角刮法刮拭头维穴，并刮拭后头部风池穴。

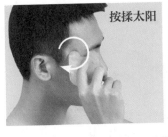

按揉太阳

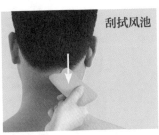

刮拭风池

茶包小偏方

红糖木耳茶

[原料] 红糖 50 克，黑木耳 40 克。

[做法] 混合均匀，分成 4 等份。将每份用细纱布包起来，热水冲泡即可饮用。

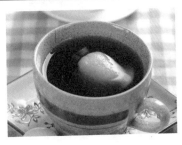

近视

近视也称短视，是一种常见的眼科疾病，以青少年较为常见。是指在无调节状态下平行光线经眼屈光系统屈折后，成像在视网膜前，使远距离物体不能清晰地在视网膜上成像。临床表现为患者视远物不清，而视近物清晰，还伴有眼胀、头痛、眼疲劳等症状。中医认为近视是全身气血脏腑失调，用眼、用脑过度所致。刮拭身体相关穴位可以健脾生血，补肝养血，滋阴明目，从而达到治疗的作用。

吴中朝教你
刮痧祛百病

取穴

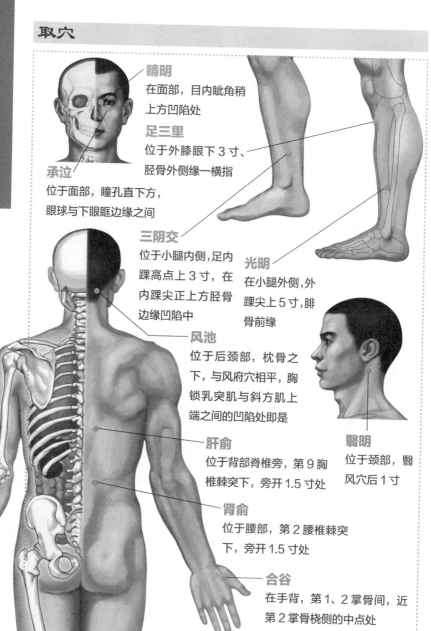

睛明
在面部，目内眦角稍上方凹陷处

足三里
位于外膝眼下3寸、胫骨外侧缘一横指

承泣
位于面部，瞳孔直下方，眼球与下眼眶边缘之间

三阴交
位于小腿内侧，足内踝高点上3寸，在内踝尖正上方胫骨边缘凹陷中

光明
在小腿外侧，外踝尖上5寸，腓骨前缘

风池
位于后颈部，枕骨之下，与风府穴相平，胸锁乳突肌与斜方肌上端之间的凹陷处即是

肝俞
位于背部脊椎旁，第9胸椎棘突下，旁开1.5寸处

翳明
位于颈部，翳风穴后1寸

肾俞
位于腰部，第2腰椎棘突下，旁开1.5寸处

合谷
在手背，第1、2掌骨间，近第2掌骨桡侧的中点处

刮痧操作步骤

1 放松身体，用垂直按揉法按揉睛明穴，再用平面按揉法按揉承泣穴。

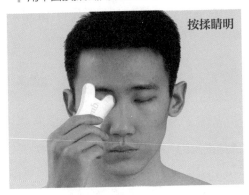

按揉睛明

2 以单角刮法刮拭颈部翳明穴、风池穴。

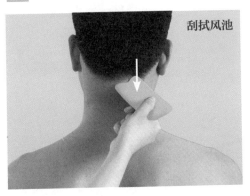

刮拭风池

3 以面刮法从上向下刮拭背部肝俞穴、肾俞穴。

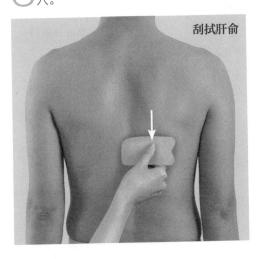

刮拭肝俞

4 用平面按揉法按揉手背合谷穴。

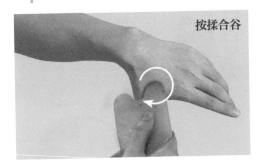

按揉合谷

5 以面刮法从上向下刮拭下肢足三里穴、光明穴、三阴交穴。

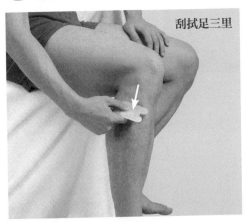

刮拭足三里

茶包小偏方

枸杞茶

原料 枸杞子 30 克。

做法 均匀分成 6 份，用茶包分别包好。热水冲泡即可饮用。

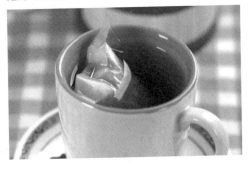

失眠

失眠是指脏腑功能紊乱，气血亏虚，阴阳失调，导致不能获得正常睡眠的病证，轻者入寐困难或寐而易醒，重者彻夜难眠，常伴有头痛、头昏、心悸、健忘、多梦等。中医认为失眠多由七情所伤，即恼怒、悲恐、忧思等而使心肾不交、肝郁化火导致。刮痧可以养心安神、疏肝解郁、放松身心，从而改善失眠。

吴中朝教你 刮痧 祛百病

取穴

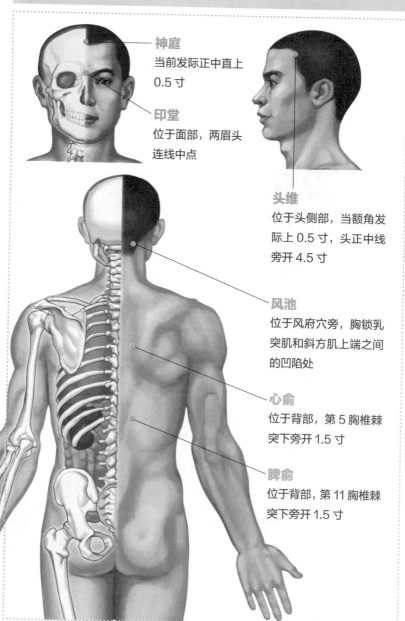

神庭
当前发际正中直上
0.5寸

印堂
位于面部，两眉头
连线中点

头维
位于头侧部，当额角发
际上0.5寸，头正中线
旁开4.5寸

风池
位于风府穴旁，胸锁乳
突肌和斜方肌上端之间
的凹陷处

心俞
位于背部，第5胸椎棘
突下旁开1.5寸

脾俞
位于背部，第11胸椎棘
突下旁开1.5寸

刮痧操作步骤

1 用刮痧板从额头中部分别向左右两侧发际头维穴方向刮拭，用轻手法刮拭10~20下，用刮痧板角点压按揉神庭穴、印堂穴、头维穴等穴位。

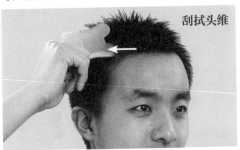

刮拭头维

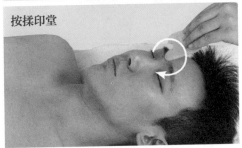

按揉印堂

2 用刮痧板角从太阳穴绕到耳上再向头侧后部乳突和风池方向刮拭，每一侧刮拭10~20下。用角点压按揉风池穴。

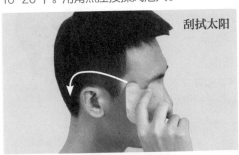

刮拭太阳

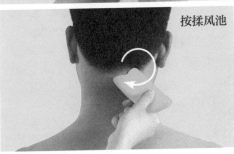

按揉风池

3 面刮法自上向下刮拭背部心俞穴至脾俞穴。

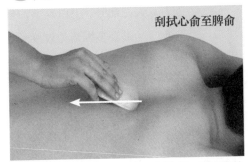

刮拭心俞至脾俞

4 每晚睡前刮拭全足底，至头部、足底有热感为宜。每日晨起用面刮法刮拭全头部经脉，用水牛角刮痧梳子按头侧部、头顶部、头后部的顺序刮拭。

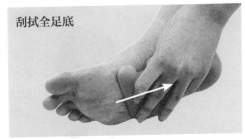

刮拭全足底

茶包小偏方

莲子栀子茶

[原料] 莲子 20 克，栀子 10 克，冰糖适量。

[做法] 将材料混合均匀，分成 4 等份。将每份用细纱布包起来，热水冲泡即可饮用。

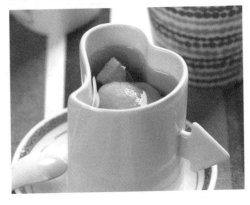

健忘

健忘是指记忆力变差、减退，遇事易忘的症状。表现为近期或远期的记忆减退、易忘事，注意力不集中，严重时会不认识自己的家门及家人等。某些疾病，如肿瘤、脑外伤、脑炎等，都会造成记忆力减退或丧失。此外，工作紧张、压力大、各种心理因素等也会导致健忘。中医认为健忘多因思虑过度、心肾不足、脑髓失养所致。刮拭身体相关部位，可以养精填髓、益气养血、化痰通窍、滋阴补肾、祛痰醒脑，从而达到治疗的目的。

取穴

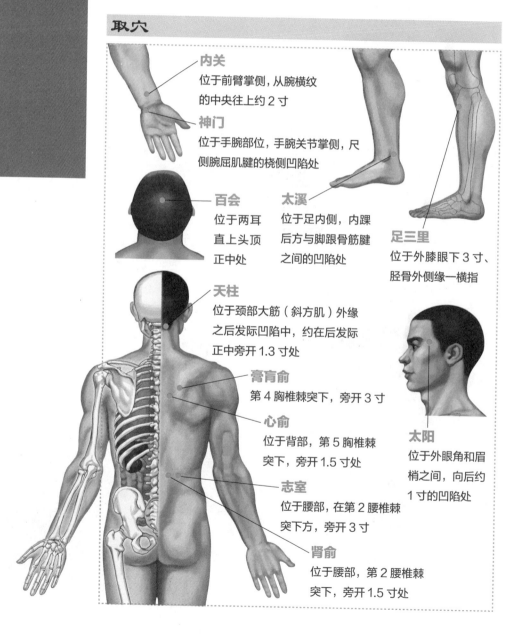

内关
位于前臂掌侧，从腕横纹的中央往上约2寸

神门
位于手腕部位，手腕关节掌侧，尺侧腕屈肌腱的桡侧凹陷处

百会
位于两耳直上头顶正中处

太溪
位于足内侧，内踝后方与脚跟骨筋腱之间的凹陷处

足三里
位于外膝眼下3寸、胫骨外侧缘一横指

天柱
位于颈部大筋（斜方肌）外缘之后发际凹陷中，约在后发际正中旁开1.3寸处

膏肓俞
第4胸椎棘突下，旁开3寸

心俞
位于背部，第5胸椎棘突下，旁开1.5寸处

太阳
位于外眼角和眉梢之间，向后约1寸的凹陷处

志室
位于腰部，在第2腰椎棘突下方，旁开3寸

肾俞
位于腰部，第2腰椎棘突下，旁开1.5寸处

刮痧操作步骤

1 放松身体，用单角刮法刮拭头部百会穴，再用平面按揉法按揉太阳穴。

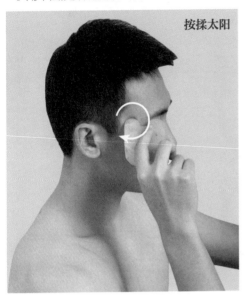

按揉太阳

2 以面刮法从上向下刮拭双侧天柱穴、心俞穴、膏肓俞穴、肾俞穴、志室穴。

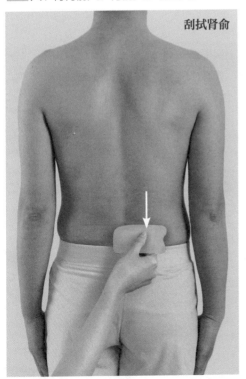

刮拭肾俞

3 用面刮法从上向下刮拭内关穴、神门穴。

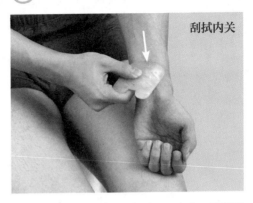

刮拭内关

4 以面刮法从上向下刮拭足三里穴，再用平面按揉法按揉足部双侧太溪穴。

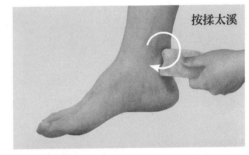

按揉太溪

食疗小偏方

五味子酒

[原料] 五味子50克。

[做法] 洗净，装入细口瓶中。注入60度白酒500毫升，密封瓶口，每日振摇1次，15天后开始饮用。每次3毫升，每日3次，饭后服用，治疗神经症之健忘。

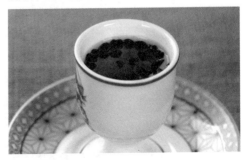

打嗝

打嗝是"呃逆"的俗称，是由胃肠神经官能症，或胃炎、胃扩张等引起膈肌痉挛所致。可偶然单独发生，也可与其他病兼见，在一些急慢性疾病中或大病后期突然出现的呃逆，多为病趋危重的预兆。刮拭呃逆穴可以降气和胃，利膈止呃。

取穴

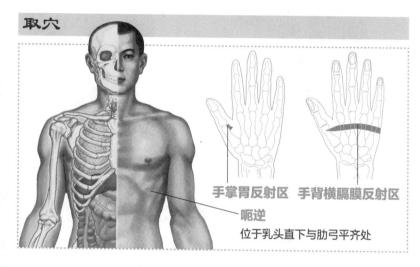

手掌胃反射区　手背横膈膜反射区

呃逆
位于乳头直下与肋弓平齐处

刮痧操作步骤

1 用垂直按揉法按揉手背横膈膜反射区，用单角刮法刮拭手掌胃反射区。

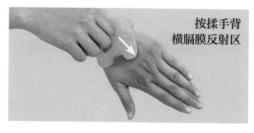

按揉手背横膈膜反射区

刮拭手掌胃反射区

2 用刮痧板单角点按胸部双侧呃逆穴。

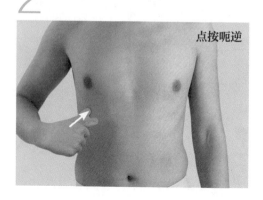

点按呃逆

食疗小偏方

橘皮汤

[原料] 橘皮50克，生姜适量。

[做法] 加2碗水共煎，煎至1碗时喝下即可。

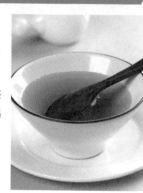

中暑是夏季在烈日或高温环境下劳动或活动时，因暑热侵袭，致邪热内郁，体温调节功能失常，而发生的急性病变。刮痧能清解肺热，清利头目，可用来预防中暑，并对中暑症状起到缓解作用。

取穴

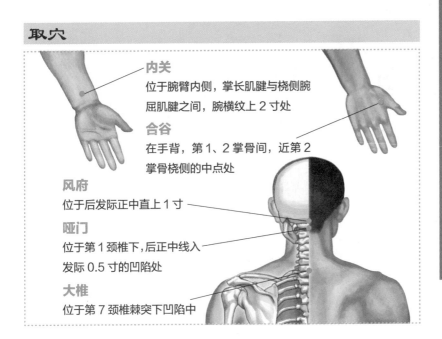

内关
位于腕臂内侧，掌长肌腱与桡侧腕屈肌腱之间，腕横纹上 2 寸处

合谷
在手背，第 1、2 掌骨间，近第 2 掌骨桡侧的中点处

风府
位于后发际正中直上 1 寸

哑门
位于第 1 颈椎下，后正中线入发际 0.5 寸的凹陷处

大椎
位于第 7 颈椎棘突下凹陷中

刮痧操作步骤

1 用面刮法刮拭后头部风府穴至哑门穴，自上而下刮拭大椎穴，至出痧止。可解热、醒脑、开窍。

2 用角刮法刮拭前臂内关穴、合谷穴。可除烦、和胃、降逆、止呕。

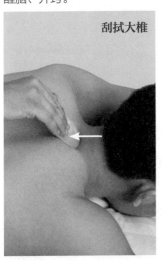
刮拭大椎

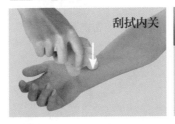
刮拭内关

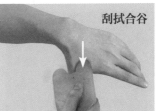
刮拭合谷

茶包小偏方

菊花茶

[原料] 杭白菊 3~5 朵，绿茶 5 克。

[做法] 一同放入茶杯中，加 250 毫升沸水，冲泡 3 分钟即可饮用。

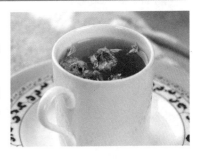

便秘

便秘是排便次数明显减少，每 2~3 天或更长时间一次，无规律，粪质干硬，常伴有排便困难的病理现象。中医认为津液亏虚、气血不足、阴虚阳盛是导致便秘的根本原因。所以刮痧治疗便秘以生津、养血、补阴、疏阳为主。

取穴

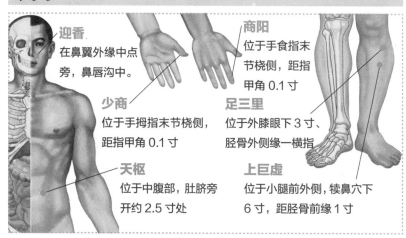

迎香
在鼻翼外缘中点旁，鼻唇沟中。

商阳
位于手食指末节桡侧，距指甲角 0.1 寸

少商
位于手拇指末节桡侧，距指甲角 0.1 寸

足三里
位于外膝眼下 3 寸、胫骨外侧缘一横指

天枢
位于中腹部，肚脐旁开约 2.5 寸处

上巨虚
位于小腿前外侧，犊鼻穴下 6 寸，距胫骨前缘 1 寸

刮痧操作步骤

1 放松身体，在刮痧板边缘涂抹少量美容刮痧乳，用平面按揉法分别按揉鼻两侧迎香穴。

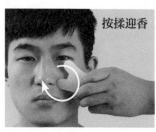
按揉迎香

2 以面刮法从上向下刮拭腹部天枢穴。

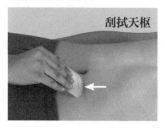
刮拭天枢

3 以面刮法从上向下刮拭手部少商穴、商阳穴。

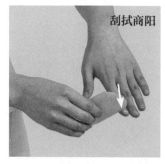
刮拭商阳

4 用面刮法从上向下刮拭下肢足三里穴至上巨虚穴段。

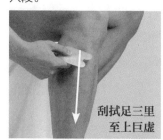
刮拭足三里至上巨虚

泡脚小偏方

[材料] 生姜、艾叶各 50 克，盐 25 克。

[方法] 加入 3 升水煎取 2 升药汁。将药汁倒入盆中，加入盐 25 克拌匀，晾温后用来泡脚。

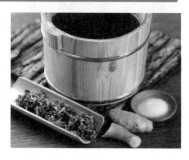

腹胀即腹部胀满不适，是最常见的胃肠道功能紊乱性疾病。通常伴有呕吐、腹泻、嗳气等症状。中医认为脾胃损伤、情志因素、湿热蕴结、受寒等都可引起腹胀。刮拭胃肠区相关穴位，可以调理肠胃不适，帮助废气排出，快速解决腹胀。

腹胀

取穴

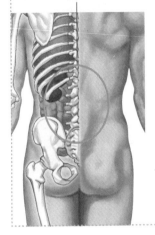

胃、小肠脊椎对应区

胃、小肠体表投影区

上脘
位于前正中线上，脐上 5 寸

下脘
位于前正中线上，脐上 2 寸

天枢
位于脐旁 2 寸

气海
位于下腹部，前正中线上，当脐中下 1.5 寸

刮痧操作步骤

1 自上而下用面刮法刮拭腹部胃、小肠体表投影区。

2 用面刮法和双角刮法自上而下刮拭背部胃、小肠脊椎对应区。

3 用面刮法分别刮拭腹部任脉上脘穴至下脘穴、气海穴，及胃经的天枢穴。

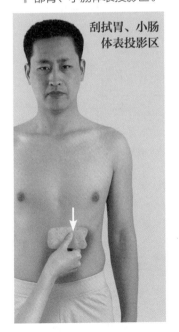

刮拭胃、小肠体表投影区

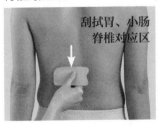

刮拭胃、小肠脊椎对应区

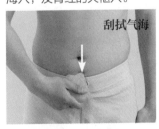

刮拭气海

食疗小偏方

醋水

[原料] 取醋 50 毫升，温水 100 毫升。

[做法] 搅匀后饮服，可增加胃酸分泌，促进消化，缓解腹胀感。

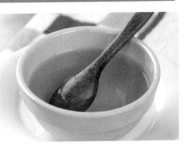

腹泻

腹泻是常见的肠道疾病，指大便的性状发生改变（如稀便、大便带水、大便中混有脓血）和大便次数增多。腹泻的原因有很多，受寒凉、饮食不洁、凉性食物进食过多等，均有可能导致腹泻，有时精神过度紧张也会导致腹泻。腹泻以药物治疗、及时止泻为主，同时辅助刮痧有利于快速止泻，可以调理胃肠，促进康复。

取穴

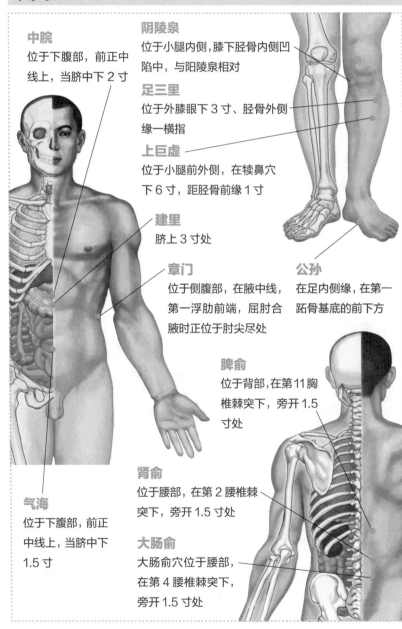

中脘
位于下腹部，前正中线上，当脐中下 2 寸

阴陵泉
位于小腿内侧，膝下胫骨内侧凹陷中，与阳陵泉相对

足三里
位于外膝眼下 3 寸、胫骨外侧缘一横指

上巨虚
位于小腿前外侧，在犊鼻穴下 6 寸，距胫骨前缘 1 寸

建里
脐上 3 寸处

章门
位于侧腹部，在腋中线第一浮肋前端，屈肘合腋时正位于肘尖尽处

公孙
在足内侧缘，在第一跖骨基底的前下方

脾俞
位于背部，在第 11 胸椎棘突下，旁开 1.5 寸处

肾俞
位于腰部，在第 2 腰椎棘突下，旁开 1.5 寸处

大肠俞
大肠俞穴位于腰部，在第 4 腰椎棘突下，旁开 1.5 寸处

气海
位于下腹部，前正中线上，当脐中下 1.5 寸

刮痧操作步骤

1 用面刮法从上到下刮拭背部的脾俞穴至大肠俞穴。

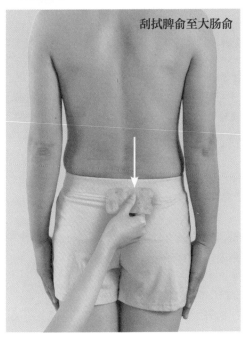

刮拭脾俞至大肠俞

2 用面刮法从上到下刮拭腹部中脘穴至气海穴、双侧章门穴。

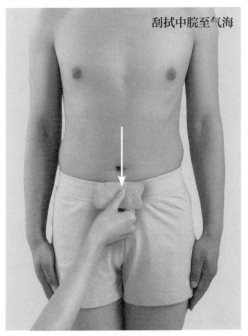

刮拭中脘至气海

3 用面刮法从上到下刮拭足三里穴至上巨虚穴。

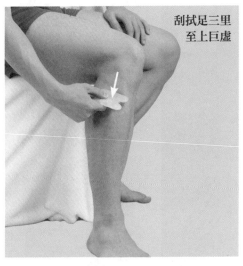

刮拭足三里至上巨虚

4 用平面按揉法按揉双侧阴陵泉穴、公孙穴。

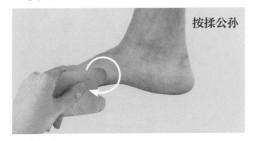

按揉公孙

茶包小偏方

荔枝干枣茶

[原料] 荔枝干 30 克，大枣 30 克。

[做法] 荔枝干切成两半，大枣切碎。每 4 颗荔枝干、2 颗大枣用细纱布包好，热水冲泡即可饮用。

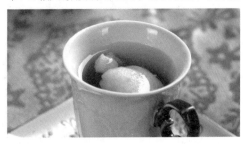

哮喘

哮喘是常见的反复发作的呼吸系统疾病，一般表现为阵发性气急、胸闷、呼吸困难、哮鸣、咳嗽和咳痰。其诱发因素包括雾霾、粉尘、花粉、冷空气、油烟、化学气味、饮食等。刮痧的根本是疏通肺经，增强脏腑功能。

取穴

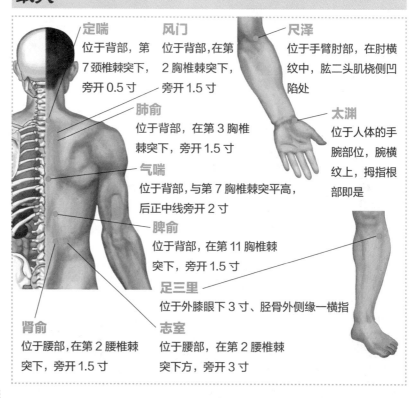

定喘
位于背部，第7颈椎棘突下，旁开0.5寸

风门
位于背部，在第2胸椎棘突下，旁开1.5寸

尺泽
位于手臂肘部，在肘横纹中，肱二头肌桡侧凹陷处

肺俞
位于背部，在第3胸椎棘突下，旁开1.5寸

太渊
位于人体的手腕部位，腕横纹上，拇指根部即是

气喘
位于背部，与第7胸椎棘突平高，后正中线旁开2寸

脾俞
位于背部，在第11胸椎棘突下，旁开1.5寸

足三里
位于外膝眼下3寸、胫骨外侧缘一横指

肾俞
位于腰部，在第2腰椎棘突下，旁开1.5寸

志室
位于腰部，在第2腰椎棘突下方，旁开3寸

刮痧操作步骤

1 用面刮法自上而下刮拭背部风门穴、定喘穴、气喘穴、肺俞穴、脾俞穴、志室穴、肾俞穴。

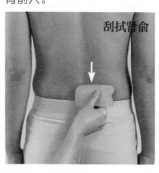

刮拭肾俞

2 用面刮法从上向下刮拭上肢尺泽穴至太渊穴，重点刮太渊穴。

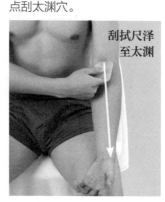

刮拭尺泽至太渊

3 用面刮法从上向下刮拭足三里穴。

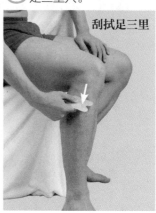

刮拭足三里

落枕为单纯性颈部肌肉痉挛，多因睡眠姿势不当，颈部固定姿势时间过长，突然扭转受伤或外感风寒侵袭项背、局部脉络受损、经气不调所致。刮痧可疏通局部经络，通调气血，缓解肌肉僵硬、疼痛。

取穴

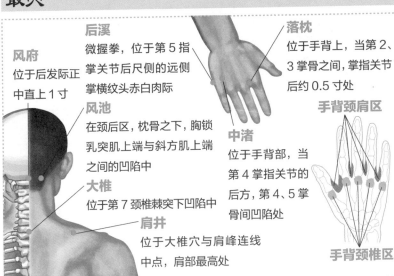

风府
位于后发际正中直上1寸

后溪
微握拳，位于第5指掌关节后尺侧的远侧掌横纹头赤白肉际

风池
在颈后区，枕骨之下，胸锁乳突肌上端与斜方肌上端之间的凹陷中

大椎
位于第7颈椎棘突下凹陷中

肩井
位于大椎穴与肩峰连线中点，肩部最高处

落枕
位于手背上，当第2、3掌骨之间，掌指关节后约0.5寸处

中渚
位于手背部，当第4掌指关节的后方，第4、5掌骨间凹陷处

手背颈肩区

手背颈椎区

刮痧操作步骤

1 用垂直按揉法按揉手背颈肩区、颈椎区，仔细在颈椎区范围内寻找疼痛敏感点，重点按揉疼痛敏感点。

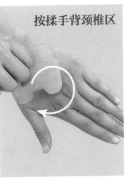
按揉手背颈椎区

2 用刮痧板角垂直按揉患侧手背落枕穴、中渚穴，刮拭后溪穴。

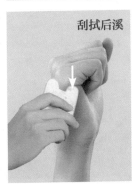
刮拭后溪

3 用面刮法从上向下刮拭督脉风府穴至大椎穴。用单角法刮拭风池穴，用面刮法从风池穴刮至肩井穴。

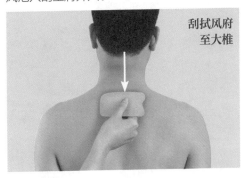
刮拭风府至大椎

热敷小偏方

[材料] 老陈醋适量。

[方法] 将适量老陈醋放入小锅内，用大火煮开。将毛巾浸泡于醋中，温度以患者能忍受为度。再用热醋毛巾敷于患处，上面用热水袋保温。

口臭

口臭，是指口腔中散发出难闻异味。中医认为，口臭源于心脾之火太过，心包经积热日久，灼伤血络，或由脾虚湿浊上泛，熏蒸于口舌咽喉所致。刮痧可帮助清泻心火、胃火，从根本上解决口臭的烦恼。

取穴

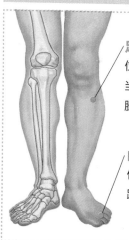

足三里
位于小腿前外侧，当犊鼻下3寸，距胫骨前缘1横指

内庭
位于足背第2、3趾间缝纹端

大陵
位于腕横纹中点，两肌腱之间

劳宫
位于手掌心，第2、3掌骨之间，偏于第3掌骨，握拳屈指时中指尖处

刮痧操作步骤

1 用面刮法从上向下刮拭大陵穴、劳宫穴。

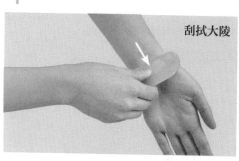

刮拭大陵

2 用刮痧板角按揉胃经双侧足三里穴、内庭穴，以感到酸胀为度。

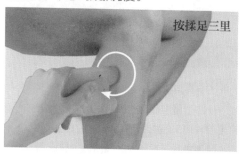

按揉足三里

茶包小偏方

桂菊茶

原料 桂花和菊花各6克。

做法 取桂花和菊花，然后用开水冲泡，每天1剂，分2~3次冲泡饮用，有芳香清胃的效果。

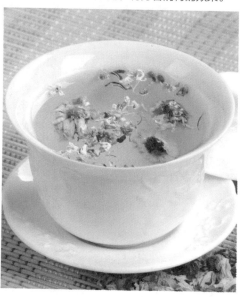

一个健康成年人每天会脱落 50~100 根头发，如果头发脱落数量明显增多、发际线明显变化或头发明显变得细软，就应警惕是否有脱发问题了。中医认为肝肾亏虚、气血不足是脱发的主要原因，刮拭相关穴位能助气血畅通，头皮得养，防治脱发。

取穴

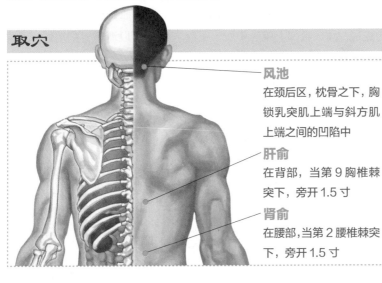

风池
在颈后区，枕骨之下，胸锁乳突肌上端与斜方肌上端之间的凹陷中

肝俞
在背部，当第 9 胸椎棘突下，旁开 1.5 寸

肾俞
在腰部，当第 2 腰椎棘突下，旁开 1.5 寸

刮痧操作步骤

1 用多功能刮痧板梳从前至后刮拭全头 30 下，每天 2 次。

2 用刮痧板角用力刮拭并按揉头颈部两侧风池穴，以感觉酸胀为度。

3 用面刮法从上到下刮拭背部两侧肝俞穴、肾俞穴各 30 下，以出痧为度。

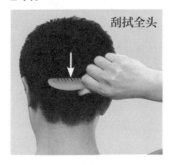

刮拭全头

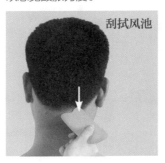

刮拭风池

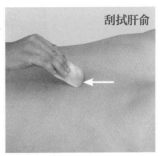

刮拭肝俞

食疗小偏方

枸杞黑豆炖羊肉

[原料] 羊肉 150 克，枸杞子 20 克，黑豆 30 克，姜适量。

[做法] 羊肉洗净、切块，用开水汆去腥味。将枸杞子、黑豆分别淘洗干净。锅中加入适量水，放入羊肉、枸杞子、黑豆、姜片，大火煮沸后改小火煲 2 小时，加盐调味即可。

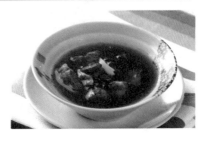

慢性胃炎

　　慢性胃炎是由于不良饮食习惯、长期忧思恼怒、烟酒或某些药物长期刺激的原因引起的胃黏膜慢性炎症或萎缩性病变，属中医学的"胃脘痛"范畴。具体表现为进食后有饱胀感、嗳气、泛酸，可伴有食欲减退、恶心、呕吐等症状。刮拭背部相关穴位，可以强健肝、胆、脾，促进胃功能恢复正常，其中膈俞穴为血之海，可活血化瘀，有助于胃部气血的流通；刮拭腹部上脘、中脘、下脘穴位，可以调理胃脏功能；刮拭手足部的相关穴位，可以宽胸解郁。

吴中朝教你 刮痧 祛百病

取穴

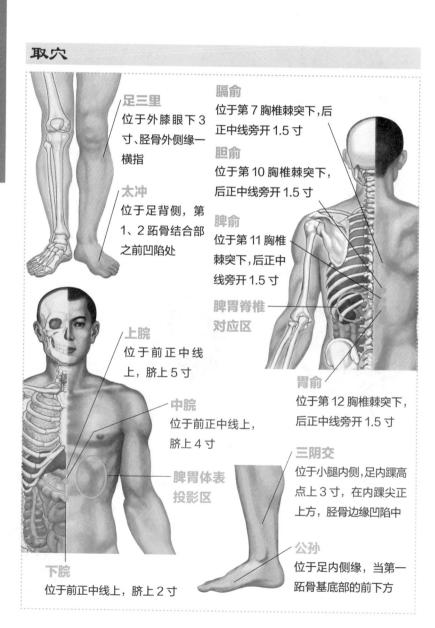

足三里
位于外膝眼下 3 寸、胫骨外侧缘一横指

太冲
位于足背侧，第 1、2 跖骨结合部之前凹陷处

膈俞
位于第 7 胸椎棘突下，后正中线旁开 1.5 寸

胆俞
位于第 10 胸椎棘突下，后正中线旁开 1.5 寸

脾俞
位于第 11 胸椎棘突下，后正中线旁开 1.5 寸

脾胃脊椎对应区

胃俞
位于第 12 胸椎棘突下，后正中线旁开 1.5 寸

上脘
位于前正中线上，脐上 5 寸

中脘
位于前正中线上，脐上 4 寸

脾胃体表投影区

三阴交
位于小腿内侧，足内踝高点上 3 寸，在内踝尖正上方，胫骨边缘凹陷中

公孙
位于足内侧缘，当第一跖骨基底部的前下方

下脘
位于前正中线上，脐上 2 寸

刮痧操作步骤

1 用平刮法从上向下刮拭腹部脾胃体表投影区。

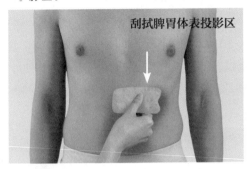

刮拭脾胃体表投影区

2 用面刮法从上向下刮拭腹部任脉上脘穴、中脘穴、下脘穴。

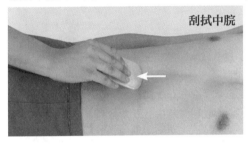

刮拭中脘

3 用面刮法从上向下刮拭背部脾胃脊椎对应区。用双角刮法从上向下刮拭膈俞穴、胆俞穴、脾俞穴、胃俞穴。

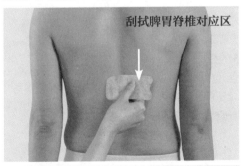

刮拭脾胃脊椎对应区

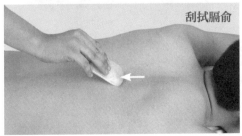

刮拭膈俞

4 用面刮法从上向下刮拭下肢胃经足三里穴，脾经三阴交穴、公孙穴，用垂直按揉法按揉肝经太冲穴。

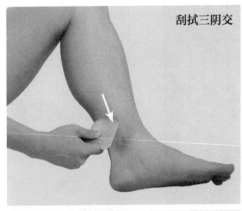

刮拭三阴交

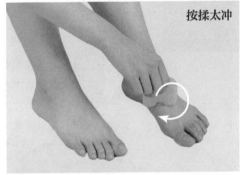

按揉太冲

茶包小偏方

姜红茶

原料 红茶 10 克，老姜。

做法 老姜切片。取红茶，老姜 2 片，用成品茶包包好，热水冲泡即可饮用。

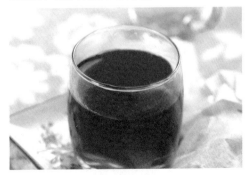

目赤肿痛

目赤肿痛常见眼睛红肿、怕光、流泪、目涩难睁、眼睑肿胀，可伴头痛、发热、口苦、咽痛，经常是由急性结膜炎、结核性结膜炎、急性流行性结膜炎、急性出血性结膜炎等病所致。中医认为该病多因外感风热时邪，或因肝胆火盛，以致经脉闭阻、血壅气滞所致，刮拭时应以疏风泻热为主。刮拭眉冲穴、攒竹穴、太阳穴，可治疗眼部疾病；上星穴与风池穴可疏泄风热；刮拭背部相关经穴可宣肺清热，疏阳平肝；刮拭手足部相关经穴，可以清热散风，清肝明目，有效治疗目赤红肿。

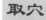

取穴

少商
位于手拇指末节桡侧，距指甲角0.1寸

上星
位于头部，前发际正中直上1寸

眉冲
位于头部，攒竹穴直上入发际0.5寸，神庭穴与曲差穴连线之间

风池
位于后颈部，枕骨之下，与风府穴相平，胸锁乳突肌与斜方肌上端之间的凹陷处即是

光明
在小腿外侧，外踝尖上5寸，腓骨前缘

攒竹
在面部，眉头陷中，眶上切迹处

阳辅
小腿外侧，外踝尖上4寸，腓骨前缘稍前方

肺俞
位于背部，第3胸椎棘突下，旁开1.5寸

肝俞
位于背部，第9胸椎棘突下，旁开1.5寸

胆俞
位于背部，第10胸椎棘突下，旁开1.5寸

侠溪
位于足背外侧，第4、5趾缝间，趾蹼缘后方赤白肉际处

太阳
在颞部，眉梢与目外眦之间，向后约1寸的凹陷处

三间
位于第2掌指关节后，桡侧凹陷处

二间
位于第2掌指关节前桡侧凹陷中

合谷
在手背，第1、2掌骨间，近第2掌骨桡侧的中点处

商阳
位于手食指末节桡侧，距指甲角0.1寸

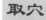

吴中朝教你 *刮痧* 祛百病

刮痧操作步骤

1 放松身体，用角刮法刮拭上星穴、眉冲穴、攒竹穴，再用平面按揉法按揉患侧太阳穴。

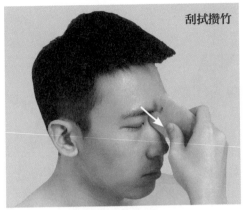

刮拭攒竹

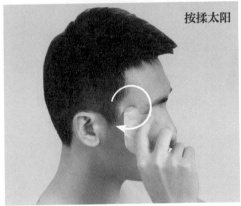

按揉太阳

2 用单角刮法刮拭头颈部双侧风池穴。再用面刮法自上而下刮拭背部双侧肺俞穴、肝俞穴、胆俞穴。

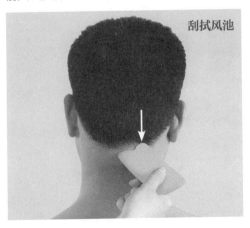

刮拭风池

3 用平面按揉法按揉合谷穴，用面刮法刮拭三间穴和二间穴。再用推刮法刮拭商阳穴和少商穴。

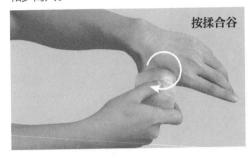

按揉合谷

4 用面刮法刮拭小腿外侧光明穴至阳辅穴，再用垂直按揉法按揉侠溪穴。

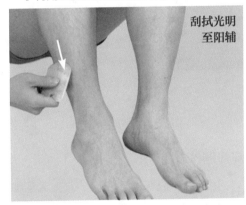

刮拭光明
至阳辅

茶包小偏方

菊花薄荷茶

[原料] 菊花 10 克，金银花 5 克，薄荷 3 克。

[做法] 将材料混合均匀后分成 3 等份。将每份用细纱布包好，热水冲泡后饮用。

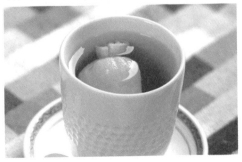

鼻窦炎

鼻窦炎是指以流涕、鼻塞、嗅觉减退为主要症状，常伴有头痛的一种炎性病症。发病原因多是窦口阻塞导致的鼻窦内感染。刮痧可疏风解表，利鼻窍。

取穴

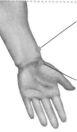

列缺
位于桡骨上方，腕横纹上1.5寸

太渊
位于人体的手腕部位，腕横纹上，拇指根部桡侧即是

合谷
在手背，第1、2掌骨间，近第2掌骨桡侧的中点处

阴陵泉
位于小腿内侧，膝下胫骨内侧凹陷中，与阳陵泉相对

印堂
位于面部，两眉头连线中点即是

攒竹
在面部，眉头陷中，眶上切迹处

上迎香
位于鼻两侧，鼻唇沟上端尽处

迎香
在鼻翼外缘中点旁，鼻唇沟中

三阴交
位于小腿内侧，足内踝尖上3寸，在内踝尖正上方胫骨边缘凹陷中

刮痧操作步骤

1 用平面按揉法按揉面部印堂穴、攒竹穴、上迎香穴、迎香穴。

2 用面刮法刮拭上肢列缺穴至太渊穴，再用平面按揉法按揉手背合谷穴。

3 以面刮法从上向下刮拭下肢阴陵泉穴至三阴交穴。

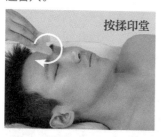

按揉印堂

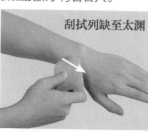

刮拭列缺至太渊

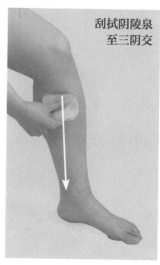

刮拭阴陵泉至三阴交

食疗小偏方

胡萝卜汁

原料 胡萝卜。

做法 胡萝卜榨汁，然后将胡萝卜汁滴入（每次二三滴）鼻孔。对因鼻塞或鼻窦炎以及外感风寒等引起的偏头痛，有一定的改善效果。

吴中朝教你 *刮痧* 祛百病

胃痉挛多为寒邪客胃、饮食不节、肝气郁结所致。胃为水谷之海，主受纳和腐熟水谷，气机郁滞，失于和降，胃痛就会频作。刮痧可疏通经络，舒缓痉挛的胃壁肌，使胃部气血得以运行，胃部疼痛得以缓解。

取穴

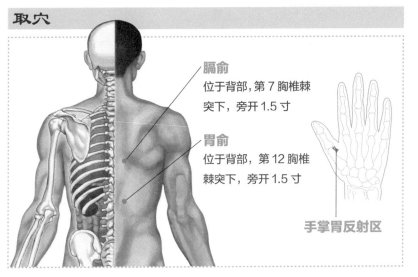

膈俞
位于背部，第 7 胸椎棘突下，旁开 1.5 寸

胃俞
位于背部，第 12 胸椎棘突下，旁开 1.5 寸

手掌胃反射区

刮痧操作步骤

1 用垂直按揉法按揉第 2 掌骨桡侧胃反射区。仔细在胃区范围内寻找疼痛敏感点，重点按揉疼痛敏感点。

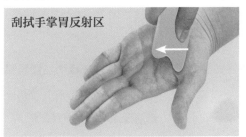

刮拭手掌胃反射区

2 用面刮法从上向下刮拭膈俞穴至胃俞穴。

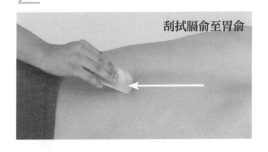

刮拭膈俞至胃俞

按摩小偏方

取位于上腹部的下脘穴，用手拇指指腹揉按该穴，力度以出现酸胀感为宜。

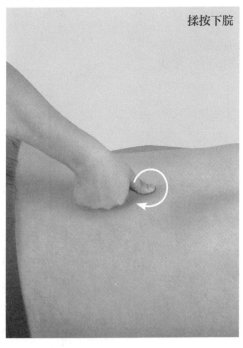

揉按下脘

胆囊炎

胆囊炎是细菌性感染或化学性刺激（胆汁成分改变）引起的胆囊炎性病变，为胆囊的常见病，有急性和慢性之分。急性发作时，表现为急性腹痛；慢性炎症患者，除偶有上腹不适及消化不良外，症状不明显。中医认为此病是由肝胆湿热、气滞血瘀、肝气横逆等引发，刮拭身体相关穴位，可以疏肝利胆，行气止痛。

取穴

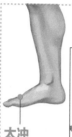

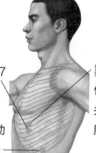

足三里
位于外膝眼下3寸，胫骨外侧缘一横指

阳陵泉
位于膝盖斜下方，小腿外侧之腓骨小头稍前凹陷中

太冲
位于足背侧，第1、2趾跖骨连接部位中

丘墟
位于足外踝的前下方，在趾长伸肌腱的外侧凹陷处

日月
位于上腹部，乳头正下方，第7肋间隙中，前正中线旁开4寸

胆囊
位于阳陵泉穴下约2寸处的敏感点

章门
位于侧腹部，在腋中线，第1浮肋前端，屈肘合腋时正在肘尖尽处

上脘
位于上腹部，前正中线上，在脐中上5寸

中脘
位于前正中线上，脐中上4寸

期门
位于胸部，乳头直下，第6肋间隙

刮痧操作步骤

1 用面刮法刮拭腹部上脘穴至中脘穴段；再从内向外以面刮法刮拭胸腹部期门穴、日月穴、章门穴

2 以平面按揉法按揉右下肢阳陵泉穴、胆囊穴；再用按压力大、速度慢的手法刮拭双侧足三里穴。

3 以平面按揉法按揉足部双侧丘墟穴，再用垂直按揉法按揉双侧太冲穴。

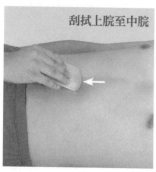
刮拭上脘至中脘

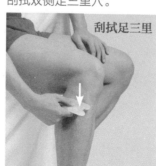
刮拭足三里

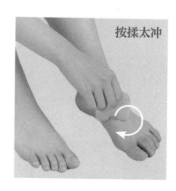
按揉太冲

吴中朝教你 *刮痧* 祛百病

面神经麻痹俗称"面瘫"，该病起病急骤，通常表现为一侧面部肌肉麻痹，口眼歪斜。该病春秋两季发病较多，以20~40岁男性发病较多，小儿也会偶发此病。部分病人初起时有耳后、耳下及面部疼痛，还可出现患侧舌前味觉减退或消失。刮痧疗法对本病有一定的改善作用，但本书介绍的刮痧疗法只适合于周围性面神经麻痹，不适用于中枢性面瘫。

取穴

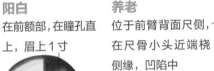

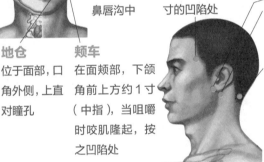

阳白
在前额部，在瞳孔直上，眉上1寸

养老
位于前臂背面尺侧，在尺骨小头近端桡侧缘，凹陷中

合谷
在手背，第1、2掌骨间，近第2掌骨桡侧的中点处

迎香
在鼻翼外缘中点旁，在鼻唇沟中

太阳
在颞部，在眉梢与目外眦之间，向后约1寸的凹陷处

牵正
位于耳垂前方0.5寸，和耳垂中点平行

翳风
位于耳垂后方，在乳突与下颌角之间的凹陷处

地仓
位于面部，口角外侧，上直对瞳孔

颊车
在面颊部，下颌角前上方约1寸（中指），当咀嚼时咬肌隆起，按之凹陷处

风池
位于后颈部，在枕骨之下，与风府穴相平，胸锁乳突肌与斜方肌上端之间的凹陷处即是

刮痧操作步骤

1 以平面按揉法按揉阳白穴、迎香穴、地仓穴，并从地仓穴刮至颊车穴。

2 以单角刮法刮拭翳风穴、风池穴。再以平面按揉法按揉太阳穴、牵正穴。

3 用面刮法从上向下刮拭养老穴，再以平面按揉法按揉上肢合谷穴。

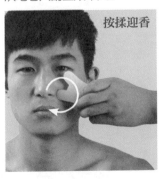

按揉迎香

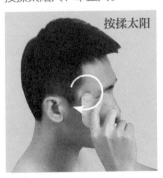

按揉太阳

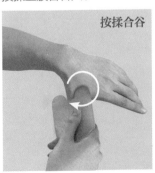

按揉合谷

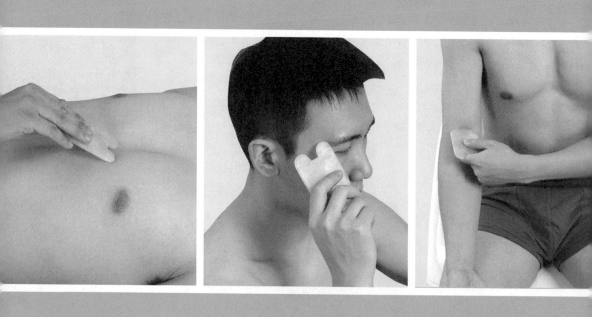

刮痧治疗
中老年慢性病

糖尿病

糖尿病是一种以长期高血糖为主要特征的代谢性疾病，是胰腺功能障碍导致的疾病，表现为多饮、多尿、多食和消瘦。与过食肥腻和甜食、过度饮酒、长期精神刺激、过度劳累有关系。刮拭背部和腹部的相关经穴，可以调理脾胃，补肾纳气，可辅助治疗糖尿病；刮拭四肢相关经穴可以改善机体代谢功能。

取穴

肺俞
位于背部，在第3胸椎棘突下，后正中线旁开1.5寸

中脘
位于上腹部，前正中线上，在脐中上4寸

意舍
位于背部，在第11胸椎棘突下，后正中线旁开3寸

阳纲
位于背部，在第10胸椎棘突下，后正中线旁开3寸

肾俞
位于腰部，在第2腰椎棘突下，后正中线旁开1.5寸

气海
位于下腹部，前正中线上，在脐中下1.5寸

吴中朝教你 刮痧 祛百病

刮痧操作步骤

1 以面刮法从上向下刮拭背部双侧肺俞至肾俞段，阳纲至意舍段。

2 腹部以神阙（肚脐）为界，分上下两段，用面刮法从上向下刮拭腹部中脘穴至气海穴。

3 以面刮法刮拭足三里穴、三阴交穴。

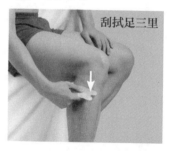
刮拭足三里

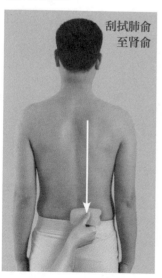
刮拭肺俞至肾俞

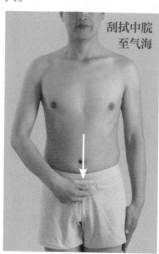
刮拭中脘至气海

茶包小偏方

桑叶菊花茶

原料 桑叶、菊花各15克。

做法 分别洗净，一同放入锅中，加入适量清水，煎煮25分钟即可。

高血压患者往往伴有头痛、头晕、耳鸣、失眠、心烦易激动、腰腿酸软等症，日久可导致心脏与心、脑、肾及眼底血管发生病变。所以在进行刮痧治疗时，要同时调节心、脑、肾的功能。无论是原发性高血压或是继发性高血压，皆可用刮痧进行治疗。

取穴

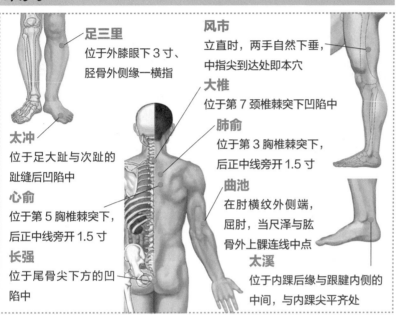

足三里
位于外膝眼下3寸、胫骨外侧缘一横指

太冲
位于足大趾与次趾的趾缝后凹陷中

心俞
位于第5胸椎棘突下，后正中线旁开1.5寸

长强
位于尾骨尖下方的凹陷中

风市
立直时，两手自然下垂，中指尖到达处即本穴

大椎
位于第7颈椎棘突下凹陷中

肺俞
位于第3胸椎棘突下，后正中线旁开1.5寸

曲池
在肘横纹外侧端，屈肘，当尺泽与肱骨外上髁连线中点

太溪
位于内踝后缘与跟腱内侧的中间，与内踝尖平齐处

刮痧操作步骤

1 用面刮法先分段由上至下刮拭背部督脉大椎穴至长强穴，然后由上至下刮拭双侧膀胱经肺俞穴至心俞穴。

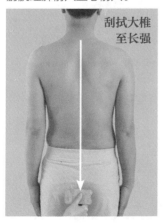

刮拭大椎至长强

2 用单角刮法刮拭双侧曲池穴，下肢风市穴、足三里穴、太溪穴。

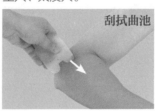

刮拭曲池

3 用垂直按揉法按揉足部太冲穴。

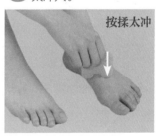

按揉太冲

食疗小偏方

番茄芹菜汁

[原料] 番茄200克，芹菜50克，柠檬汁20克。

[做法] 番茄洗净去皮，切成小丁；芹菜洗净去叶，切成小段。将番茄、芹菜，放入榨汁器中榨汁，倒入杯中，加柠檬汁调味即可。

低血压

医学上把血压长期低于 90/60 毫米汞柱者称为低血压。平时有头晕、乏力、午饭后嗜睡、精神无法集中等症状。通常因劳思过度或久病心血不足、脾胃不和或肾阴亏耗等引起。刮拭相关穴位可以醒脑提神，促进气血运行，缓解疲劳。

取穴

心俞
位于人体的背部，在第 5 胸椎棘突下，旁开 1.5 寸处

脾俞
位于背部，在第 11 胸椎棘突下，旁开 1.5 寸处

肾俞
位于腰部，在第 2 腰椎棘突下，旁开 1.5 寸处

内关
位于前臂掌侧，从腕横纹的中央往上约 2 寸

劳宫
位于手掌心，在第 2、3 掌骨之间偏于第 3 掌骨，握拳屈指的中指尖处

百会
位于头顶正中心，两耳尖直上连线中点

刮痧操作步骤

1 放松身体，持刮痧板用补法轻轻按揉头顶百会穴。

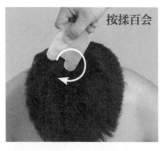
按揉百会

2 以面刮法从上向下刮拭背部心俞穴、脾俞穴、肾俞穴。

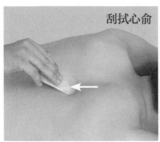
刮拭心俞

3 以平面按揉法按揉内关穴，并用平面按揉法按揉劳宫穴。

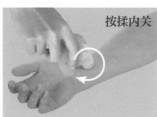
按揉内关

食疗小偏方

淫羊藿酒

[原料] 淫羊藿 30 克，白酒 500 毫升。

[做法] 将淫羊藿放入白酒中，密封，浸泡 7 天。每日早、晚空腹各饮用 1 次，每次 15 毫升左右，连服至血压升到正常或自觉症状消失以后，再续服 1 个月巩固疗效。

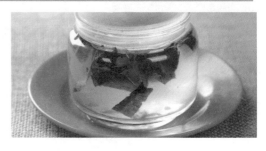

高脂血症是脂质代谢紊乱引起的疾病，与饮食不合理、运动量少有很大关系，可引发脂肪肝、高血压病、动脉硬化、冠心病等心脑血管病。刮痧能促进体内血液运行、加快水液代谢，对防治高脂血症有积极的作用。

取穴

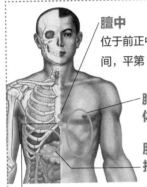

膻中
位于前正中线上，两乳头之间，平第4肋间隙

胸部心脏、脾脏体表投影区

肝脏体表投影区

血海
屈膝，位于髌骨内上缘上2寸，股内侧肌隆起处

公孙
位于第1跖骨底的前下缘凹陷中，赤白肉际处

中庭
位于前正中线上，脐上6寸，或胸剑联合下2寸

郄门
位于腕横纹上5寸，掌长肌腱与桡侧腕屈肌腱之间

内关
位于前臂掌侧，从腕横纹的中央往上约2寸

足底心脏反射区

足底脾脏反射区

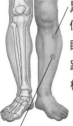

足三里
位于外侧膝眼直下3寸，距胫骨前一横指处

丰隆
位于小腿前外侧，外踝尖上8寸，距胫骨前缘2横指（中指）

足底肝脏反射区

背部心脏脊椎对应区

背部脾脏脊椎对应区

背部肝脏脊椎对应区

心俞
位于第5胸椎棘突下，后正中线旁开1.5寸

膈俞
位于第7胸椎棘突下，后正中线旁开1.5寸

曲池
在肘横纹外侧端，屈肘，当尺泽与肱骨外上髁连线中点

肾俞
位于第2腰椎棘突下，后正中线旁开1.5寸

脾俞
位于第11胸椎棘突下，后正中线旁开1.5寸

刮痧操作步骤

1 用面刮法刮拭手掌和足底心脏、肝脏、脾脏的全息反射区。

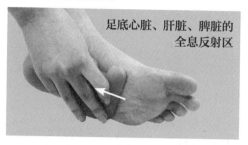

足底心脏、肝脏、脾脏的全息反射区

2 用面刮法和双角刮法从上向下刮拭背部心脏、肝脏、脾脏的脊椎对应区，用平刮法从内向外刮拭左背部脾脏体表投影区、右背部肝脏体表投影区。用面刮法刮拭心俞穴、膈俞穴、脾俞穴至肾俞穴。

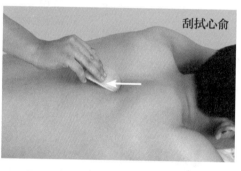

刮拭心俞

3 用平刮法从内向外刮拭胸部心脏体表投影区，左胁肋部脾脏体表投影区，右胁肋部肝脏体表投影区。用单角刮法刮拭膻中穴至中庭穴。

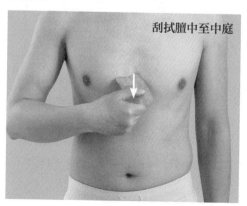

刮拭膻中至中庭

4 以面刮法刮拭上肢腕部郗门穴至内关穴，肘部曲池穴，下肢血海穴；用面刮法或平面按揉法按揉足三里穴、公孙穴、丰隆穴。

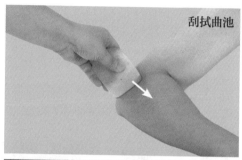

刮拭曲池

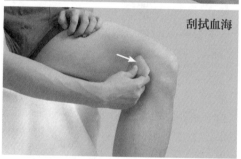

刮拭血海

食疗小偏方

山楂粥

[原料] 干山楂 30~45 克（或鲜山楂 60 克），大米 100 克。

[做法] 将山楂煎取浓汁、去渣，同洗净的大米同煮，煮熟即可。

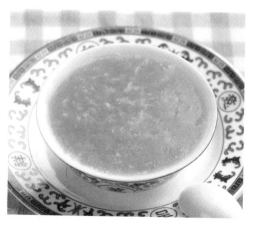

吴中朝教你 **刮痧** 祛百病

心绞痛是冠状动脉供血不足，由心肌急剧、暂时缺血与缺氧所引起，常于劳动、兴奋、受寒或饱餐后突然发生。发作时患者面色苍白，表情焦虑，胸骨上段或中段疼痛。疼痛可波及大部分心前区以及肩、上腰、颈、背、上肢。刮拭背部至阳穴与心俞穴，可有效改善心肌缺血和胸部疼痛；刮拭胸部膻中穴，可调理心脏功能失调；手腕部大陵穴与内关穴，都是调理心脏气血、止心痛的重要经穴。

取穴

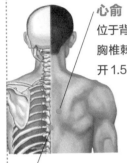

心俞
位于背部,在第5胸椎棘突下,旁开1.5寸处

膻中
位于胸部,在前正中线上,平第4肋间,两乳头连线的中点

内关
位于前臂掌侧,从腕横纹的中央往上约2寸

至阳
位于背部,在后正中线上,第7胸椎棘突下凹陷中

大陵
位于腕横纹的中点处,在掌长肌腱与桡侧腕屈肌腱之间

刮痧操作步骤

1 手握刮痧板,用按压力大的手法从上向下刮拭背部至阳穴或按揉至阳穴;用面刮法刮拭双侧心俞穴。

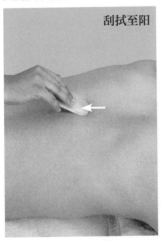
刮拭至阳

2 用单角刮法从上向下刮拭胸部膻中穴。

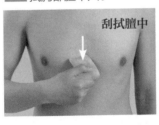
刮拭膻中

3 用平面按揉法按揉手腕部大陵穴、双侧内关穴。

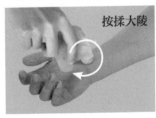
按揉大陵

茶包小偏方

丹参川芎茶

原料 丹参10克,川芎6克。

做法 丹参、川芎放入砂锅中,加3碗水。大火烧开,然后转小火,煎成1碗即可。每日1剂,分3次饮用。适用于冠心病伴心绞痛。

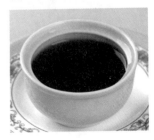

冠心病

冠心病又称冠状动脉粥样硬化性心脏病，由于脂质代谢不正常，血液中的脂质沉着造成动脉腔狭窄，使血流受阻，导致心脏缺血，产生心绞痛。患者多有高胆固醇血症、高血压及吸烟习惯，也常伴有糖尿病与肥胖。刮痧有助于疏通心脉，对缓解和减轻心绞痛发作也有一定的疗效。

取穴

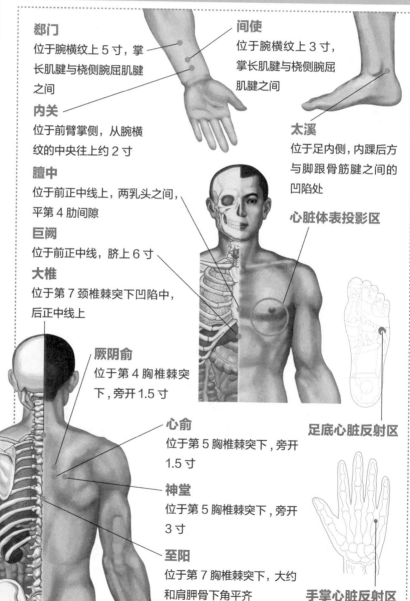

郄门
位于腕横纹上 5 寸，掌长肌腱与桡侧腕屈肌腱之间

内关
位于前臂掌侧，从腕横纹的中央往上约 2 寸

膻中
位于前正中线上，两乳头之间，平第 4 肋间隙

巨阙
位于前正中线，脐上 6 寸

大椎
位于第 7 颈椎棘突下凹陷中，后正中线上

间使
位于腕横纹上 3 寸，掌长肌腱与桡侧腕屈肌腱之间

太溪
位于足内侧，内踝后方与脚跟骨筋腱之间的凹陷处

心脏体表投影区

足底心脏反射区

厥阴俞
位于第 4 胸椎棘突下，旁开 1.5 寸

心俞
位于第 5 胸椎棘突下，旁开 1.5 寸

神堂
位于第 5 胸椎棘突下，旁开 3 寸

至阳
位于第 7 胸椎棘突下，大约和肩胛骨下角平齐

手掌心脏反射区

吴中朝教你 刮痧 祛百病

刮痧操作步骤

1 用平刮法从内向外刮拭胸部心脏体表投影区，用单角刮法从上向下刮拭任脉膻中穴至巨阙穴。

3 用面刮法从上向下刮拭上肢双侧心包经郄门穴经间使穴至内关穴；用平面按揉法按揉下肢肾经太溪穴。

4 用面刮法从上向下刮拭背部督脉大椎穴至至阳穴，膀胱经厥阴俞穴、心俞穴、神堂穴。

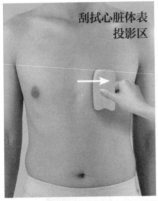

刮拭心脏体表投影区

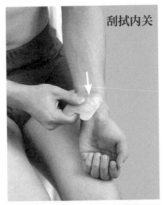

刮拭内关

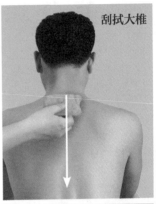

刮拭大椎

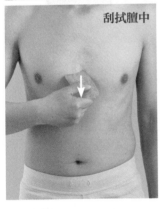

刮拭膻中

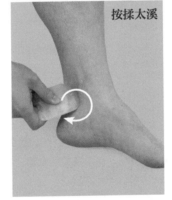

按揉太溪

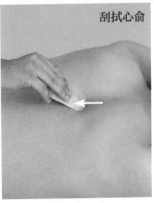

刮拭心俞

2 以单角按揉法刮拭手掌和足底心脏反射区。

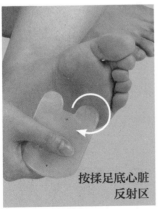

按揉足底心脏反射区

食疗小偏方

醋豆

[原料] 黑豆（或者黄豆）500克，米醋1升。

[做法] 去除黑豆中的杂质、坏豆，洗净晒干，煮熟后放到玻璃瓶或者小瓦罐里。米醋1升浸泡黑豆，以液面完全没过黑豆为度，将瓶口封严，半个月后可食。

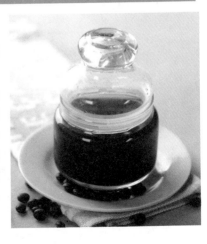

老花眼

老花眼是指上了年纪的人，逐渐产生近距离阅读困难的情况，是人体机能老化的一种表现，不是病理状态，但用眼过度也是不可忽视的因素。通过按摩、刮痧等方式可调动眼周气血，让眼睛得到滋养。

取穴

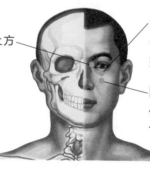

睛明
位于目内眦角稍上方凹陷处

承泣
位于面部，瞳孔直下方，眼球与下眼眶边缘之间

四白
位于面部，目正视瞳孔直下，在眼眶下孔凹陷处

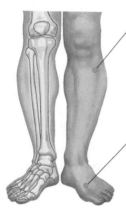

足三里
位于外膝眼下3寸、胫骨外侧缘一横指

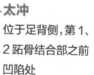

百会
位于头顶正中心，两耳角直上连线中点

太冲
位于足背侧，第1、2跖骨结合部之前凹陷处

三阴交
位于小腿内侧，足内踝高点上3寸，在内踝尖正上方，胫骨边缘凹陷中

头维
在头侧部发际里，位于发际点向上1寸，嘴动时肌肉也会动之处

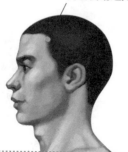

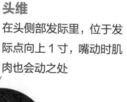

照海
位于足内侧，内踝尖下方凹陷处

刮痧操作步骤

1 放松身体，用单角刮法刮拭头部百会穴、头维穴。

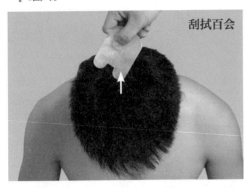

刮拭百会

2 用垂直按揉法按揉睛明穴，再用平面按揉法按揉承泣穴、四白穴。

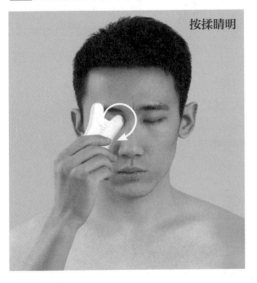

按揉睛明

3 用面刮法从上向下刮拭足三里穴、三阴交穴。

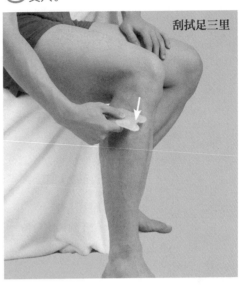

刮拭足三里

4 用平面按揉法按揉照海穴，再用垂直按揉法按揉太冲穴。

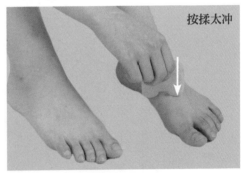

按揉太冲

茶包小偏方

枸杞决明子茶

[原料] 决明子、枸杞子各 12 克。

[做法] 决明子放入砂锅中，加入适量清水。先用大火煮开，转用小火续煮 15 分钟。加入枸杞子，续煮 5 分钟即可。分次频服，每日约 300 毫升。加少许甘草，效果更佳。决明子有润肠缓泻的作用，脾虚便稀、感冒、发热、消化不良的中老年人，应减量服用。

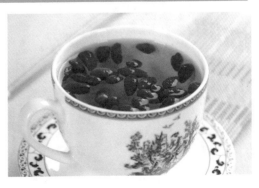

老年性白内障是后天性白内障中最常见的一种，多发生于 50 岁以上的人。晶状体的混浊多开始于皮质浅层，一部分可先围绕着核发生，晶状体完全混浊需要数月或数年，也可停止于任何时期，也就是说，从初起到完全成熟，时间长短不一。中医认为该病是由于年衰精弱、晶珠失养而致，刮拭头背部及下肢相关穴位，可以补益肝、脾、肾，益气养血，从而达到治疗的目的。

取穴

攒竹
位于眉头凹陷中

睛明
位于目内眦角稍
上方凹陷处

鱼腰
位于额部，瞳孔直上，
眉毛中

足三里
位于外膝眼下 3 寸、
胫骨外侧缘一横指

风池
位于后颈部，枕骨之下，
与风府穴相平，胸锁乳
突肌与斜方肌上端之间
的凹陷处即是

肝俞
位于背部，第 9 胸椎棘突下，
旁开 1.5 寸处

肾俞
位于腰部，第 2 腰椎棘突下，
旁开 1.5 寸处

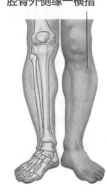

刮痧操作步骤

1 放松身体，用平面按揉法按揉面部攒竹穴、鱼腰穴，再用垂直按揉法按揉睛明穴。

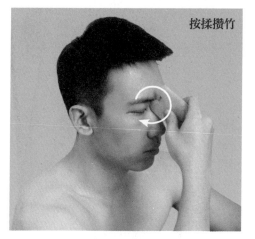

按揉攒竹

2 用单角刮法刮拭颈部风池穴。

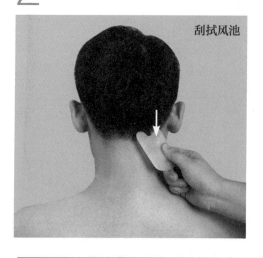

刮拭风池

3 用面刮法从上向下刮拭背部肝俞穴、肾俞穴。

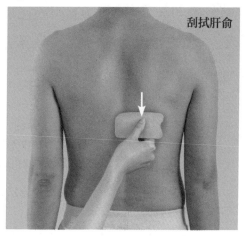

刮拭肝俞

4 用面刮法从上向下刮拭足三里穴。

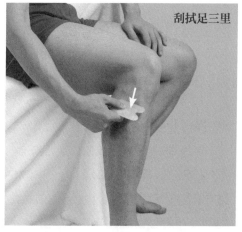

刮拭足三里

食疗小偏方

明目清障汤

[原料] 枸杞子、谷精草各 10 克，菟丝子 15 克，五味子 8 克。

[做法] 上药放入砂锅内，加入适量清水，以淹没药材 2~3 厘米为宜。先用大火烧开，然后转成小火，煎熬成 1 碗即可。每日服用 1 剂，分 2 次服用。脾虚便稀、感冒、发热、消化不良的中老年人，最好不要服用枸杞子。

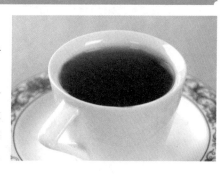

耳鸣

耳鸣是听觉异常的一种，表现为一侧或两侧耳朵听到一种声响，声音时大时小或不变，有碍正常听力。中医认为，耳鸣有虚实之分，根据耳鸣的虚实症状，采用相应的补泻手法刮拭身体的相关穴位，可补虚泻实，从而达到治疗的目的。

取穴

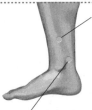

三阴交
位于小腿内侧，足内踝高点上3寸，在内踝尖正上方，胫骨边缘凹陷中

肝俞
在背部，当第9胸椎棘突下，旁开1.5寸

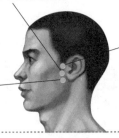

太溪
在足内侧，内踝后方，当内踝尖与跟腱之间的凹陷处

听宫
位于面部，耳屏前，下颌骨髁状突的后方，张口时呈凹陷处

肾俞
在腰部，当第2腰椎棘突下，旁开1.5寸

听会
位于耳屏间切迹的前方，下颌骨髁状突的后缘，张口有凹陷处

耳门
位于面部，当耳屏上切迹的前方，下颌骨髁状突后缘，张口凹陷处

刮痧操作步骤

1 用单角刮法刮拭头部耳门穴、听宫穴、听会穴。因为面部出痧影响美观，因此手法要轻柔，以不出痧为度，由内向外按肌肉走向刮拭。每天1次。

2 用面刮法从上向下刮拭背部肝俞穴至肾俞穴，应一次到位，中间不要停顿，以出痧为度。每天1次。

3 用平刮法刮拭下肢内侧三阴交穴，由上至下，中间不宜停顿，至皮肤发红、皮下紫色痧斑痧痕形成为止。然后刮拭太溪穴，用刮板角部重刮30下，以出痧为度。

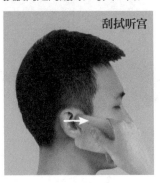

刮拭听宫

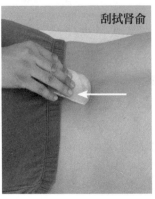

刮拭肾俞

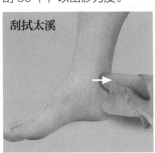

刮拭太溪

颈椎病是因某些创伤及劳损而使颈椎逐渐发生的一系列病理变化，一般表现为颈项、肩臂、肩胛上部、上胸壁及上肢疼痛或麻痛，颈部活动受限。疼痛常因劳累或受寒而加剧，疼痛部位与经络的循行有密切关系，刮痧对缓解症状、减轻病情效果显著。

取穴

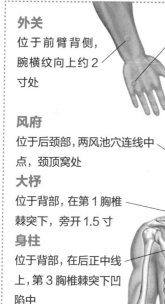

外关
位于前臂背侧，腕横纹向上约 2 寸处

中渚
手背，第 4、5 掌骨小头后缘之间凹陷中，当液门穴后 1 寸

风池
位于后颈部，在枕骨之下，与风府穴相平，胸锁乳突肌与斜方肌上端之间的凹陷处即是

风府
位于后颈部，两风池穴连线中点，颈顶窝处

天柱
位于后颈部大筋（斜方肌）外缘之后发际凹陷中，约在后发际正中，旁开 1.3 寸

大杼
位于背部，在第 1 胸椎棘突下，旁开 1.5 寸

身柱
位于背部，在后正中线上，第 3 胸椎棘突下凹陷中

肩井
位于大椎穴与肩峰连线中点，肩部最高处

刮痧操作步骤

1 放松身体，用面刮法从上向下分段刮拭颈部风府穴至身柱穴；用刮痧板双角部从上向下分段刮拭颈部两侧的天柱穴至大杼穴。

2 用单角刮法刮拭风池穴，再用面刮法分段刮拭双侧风池穴至肩井穴，重点刮拭肩井穴。刮拭过程中对有疼痛、结节和肌肉紧张僵硬的区域应重点刮拭。

3 用面刮法从上向下刮拭上肢外关穴；用垂直按揉法按揉手背中渚穴。

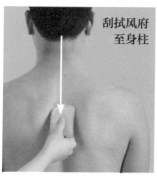

刮拭风府
至身柱

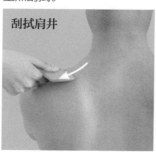

刮拭肩井

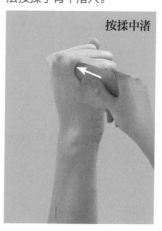

按揉中渚

肩周炎

　　肩周炎是指关节囊和周围软组织的一种慢性、退行性病理变化，主要表现为肩周围疼痛及活动功能障碍。本病多由慢性劳损、外伤筋骨，复感风寒湿邪而致气血运行不畅，经脉痹阻不通。肩关节在夜间、阴湿天气、劳累过后疼痛尤甚。刮痧可疏通肩周经络气血，缓解疼痛等症状。

取穴

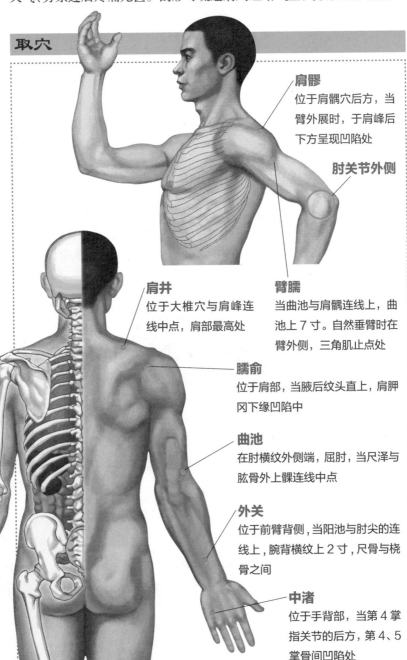

肩髎
位于肩髃穴后方，当臂外展时，于肩峰后下方呈现凹陷处

肘关节外侧

肩井
位于大椎穴与肩峰连线中点，肩部最高处

臂臑
当曲池与肩髃连线上，曲池上7寸。自然垂臂时在臂外侧，三角肌止点处

臑俞
位于肩部，当腋后纹头直上，肩胛冈下缘凹陷中

曲池
在肘横纹外侧端，屈肘，当尺泽与肱骨外上髁连线中点

外关
位于前臂背侧，当阳池与肘尖的连线上，腕背横纹上2寸，尺骨与桡骨之间

中渚
位于手背部，当第4掌指关节的后方，第4、5掌骨间凹陷处

吴中朝教你 刮痧 祛百病

刮痧操作步骤

1 用单角刮法自上而下刮拭曲池穴、外关穴，用垂直按揉法按揉中渚穴。

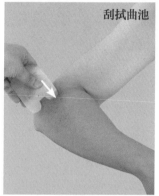

刮拭曲池

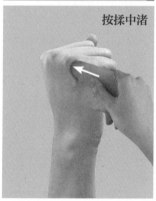

按揉中渚

2 用面刮法从内向外刮拭肩井穴，并滑向臑俞穴，对有疼痛和结节的部位重点刮拭。

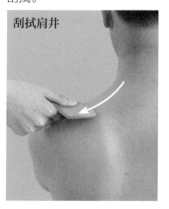

刮拭肩井

3 用面刮法从内向外，从肩峰处肩髎穴向下刮拭至三角肌根部臂臑穴，对有疼痛和结节的部位重点刮拭。并用面刮法刮拭腋窝下面，对有疼痛和结节的部位重点刮拭。

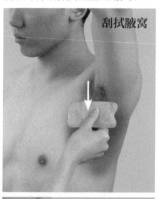

刮拭腋窝

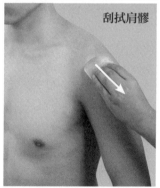

刮拭肩髎

4 用单角刮法从上向下刮拭腋前线、腋后线、肘关节外侧，对有疼痛和结节的部位重点刮拭。

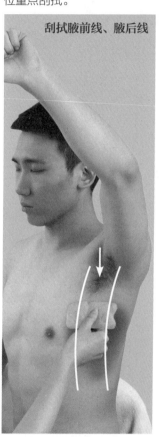

刮拭腋前线、腋后线

食疗小偏方

桑葚木瓜酒

[原料] 桑葚 250 克，木瓜、冰糖各 100 克，大枣 50 克，白酒 3 升。

[做法] 将上述材料一同放入大酒瓶中，注入白酒，密封，浸泡半个月即可。每次饮用 15 毫升，每日 2 次。

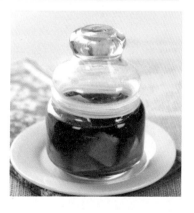

痛风

痛风是由于长期嘌呤代谢紊乱，造成高尿酸血症，尿酸沉积在关节、软骨和肾脏中，从而引起炎性反应。痛风早期表现为单关节炎症，以第一跖趾及拇指关节为多见。受累关节可出现红、肿、热、痛，久之可出现关节肥大、畸形、强硬及活动受限。刮痧可以刺激人体经络，通血脉，促进尿酸排出，缓解和消除症状。

取穴

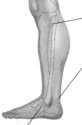
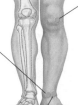

阳陵泉
位于小腿外侧，当腓骨小头前下方凹陷处

昆仑
位于外踝后方，当外踝尖与跟腱之间的凹陷处

肩髃
位于臂外侧，三角肌上，臂外展或向前平伸时当肩峰前下方凹陷处

丘墟
位于足外踝的前下方，当趾长伸肌腱的外侧凹陷处

中封
位于足背侧，当足内踝前，商丘穴与解溪穴连线之间，胫骨前肌腱的内侧凹陷处

犊鼻
屈膝，位于膝部，髌骨与髌韧带外侧凹陷中

肝俞
位于背部，当第9胸椎棘突下，旁开1.5寸

脾俞
位于背部，第11胸椎椎棘突下，旁开1.5寸

肩贞
位于腋后纹头上1寸

解溪
位于足背踝关节横纹中央凹陷处，当拇长伸肌腱与趾长伸肌腱之间

三焦俞
位于第1腰椎棘突下，旁开1.5寸

曲池
在肘横纹外侧端，屈肘，当尺泽与肱骨外上髁连线中点

肾俞
位于腰部，当第2腰椎棘突下，旁开1.5寸

手三里
位于前臂背面桡侧，当阳溪与曲池连线上，肘横纹下2寸。

外关
位于前臂背侧，当阳池与肘尖的连线上，腕背横纹上2寸，尺骨与桡骨之间

阳池
位于腕横纹中，指伸肌腱尺侧凹陷中

合谷
在手背，第1、2掌骨间，近第2掌骨桡侧的中点处

刮痧操作步骤

1 用面刮法从背部肝俞穴，经脾俞穴、三焦俞穴，刮至肾俞穴。

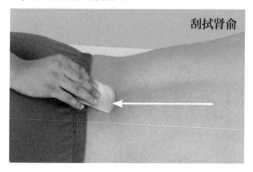

刮拭肾俞

2 用角揉法按揉并刮拭肩部肩髃穴、肩贞穴；用平刮法从曲池穴，经手三里穴、外关穴，刮至阳池穴；用角揉法按揉并刮拭合谷穴。

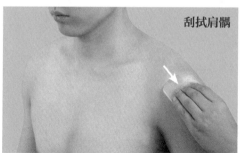

刮拭肩髃

刮拭曲池至阳池

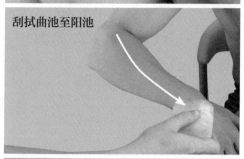

刮拭合谷

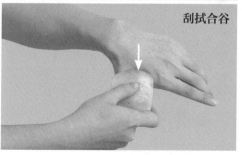

3 用角揉法按揉并刮拭下肢部犊鼻穴，用面刮法从上至下刮拭阳陵泉穴，用角揉法按揉并刮拭足部中封穴、解溪穴、昆仑穴、丘墟穴。

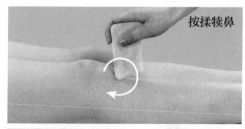

按揉犊鼻

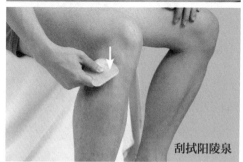

刮拭阳陵泉

刮拭昆仑

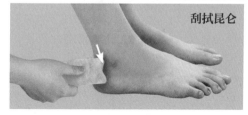

食疗小偏方

蒲公英粥

原料 鲜蒲公英 30 克，大米 50 克，冰糖适量。

做法 鲜蒲公英连根洗净切细，水煎取浓汁 200 毫升。然后加入淘净的大米一同煮粥，并加入冰糖调味温服。每日 2 次，3~5 天为 1 个疗程。

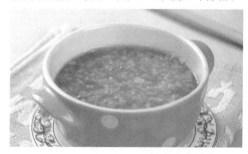

导致膝关节痛的疾病有很多，常见的有风湿性或类风湿性关节炎、膝关节韧带损伤、膝关节半月板损伤、膝关节骨质增生、关节周围纤维组织炎等。风湿、劳损、运动过度、肥胖等都是引发膝关节痛的主要因素。刮痧可疏通局部经络气血，缓解疼痛。

取穴

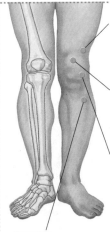
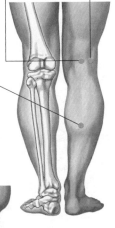

梁丘
位于髌骨外上缘上 2 寸，当髂前上棘与髌骨外上的连线上

鹤顶
屈膝，在膝关节髌骨上缘正中的凹陷处

犊鼻
屈膝，位于膝部，髌骨与髌韧带外侧凹陷中

委中
位于腘横纹中点，当股二头肌肌腱与半腱肌肌腱的中间

委阳
位于腘横纹外侧端，当股二头肌肌腱的内侧

足三里
位于外膝眼下 3 寸、胫骨外侧缘一横指

承山
位于小腿后面正中，委中与昆仑穴之间。当伸直小腿或足跟上提时，腓肠肌肌腹下出现的尖角凹陷处即是

血海
位于髌骨内上缘上 2 寸，股内侧肌隆起处

阴谷
位于腘窝内侧，屈膝时，当半腱肌肌腱与半膜肌肌腱之间

阴陵泉
位于胫骨内侧下缘与胫骨内侧缘之间的凹陷中

膝阳关
位于阳陵泉直上，股骨外上髁的上方凹陷中

阳陵泉
位于腓骨小头前下方的凹陷中

刮痧操作步骤

1 用刮痧板单角点按双膝犊鼻穴，并用面刮法从鹤顶穴上方向膝下方刮拭。

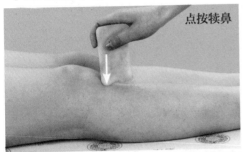

点按犊鼻

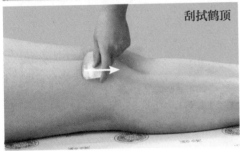

刮拭鹤顶

2 用面刮法从上向下刮拭膝关节外上方梁丘穴、外下方足三里穴，再从膝阳关穴刮至阳陵泉穴。

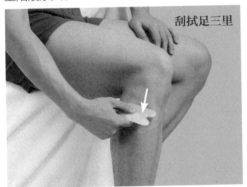

刮拭足三里

3 用面刮法从上向下刮拭膝关节内上方血海穴、内下方阴陵泉穴。

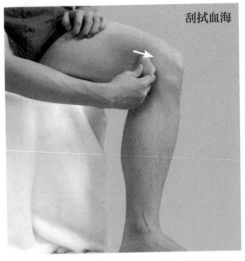

刮拭血海

4 用面刮法从上向下刮拭下肢后侧委中穴、委阳穴、阴谷穴、承山穴。

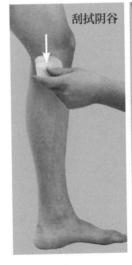

刮拭阴谷

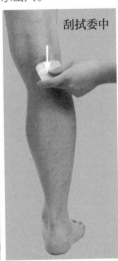

刮拭委中

熏蒸小偏方

核桃树枝熏蒸法

[材料] 核桃树枝若干。

[方法] 将核桃树枝切成10厘米长的小段，每次取10根（5天后再加10根），入锅煮1小时（水和树枝都不倒掉）后熏蒸患处。熏时盆上要盖1块三合板或薄铁皮，中间挖1孔，让蒸汽从孔中射入痛处，用其蒸汽熏患处。

手腕痛

手腕痛多因局部劳作过度、积劳伤筋，或受寒凉，致使气血凝滞，不能濡养经筋所致。现代人常用鼠标，手腕长时间保持一种姿势，也是导致手腕疼痛的重要因素。刮痧可驱除寒湿外邪、疏通经络、调和气血，改善局部循环，修复受损组织，缓解和治疗手腕疼痛。

取穴

阳谷
位于腕背横纹尺侧端，当尺骨茎突与三角骨之间的凹陷处

外关
位于腕背侧远端横纹上2寸，尺骨与桡骨间隙中点

阳池
位于腕背侧远端横纹上，指伸肌腱的尺侧缘凹陷中

腕骨
位于第5掌骨底与三角骨之间的赤白肉际凹陷中

刮痧操作步骤

1 用面刮法从上至下刮拭外关穴，刮至皮肤潮红，可不出痧。

2 用角刮法从上至下刮拭阳池穴、阳谷穴，刮至出痧；或用单角按揉法按揉这2个穴位，以感到酸胀为度。

3 用单角按揉法按揉腕骨穴，以感到酸胀为度。

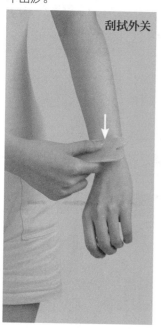

刮拭外关

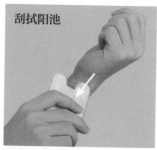

刮拭阳池

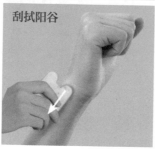

刮拭阳谷

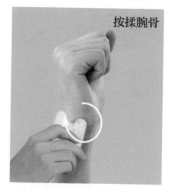

按揉腕骨

艾灸小偏方

如果感到手腕冷痛，也可配合艾灸。点燃艾条，对腕骨穴、阳谷穴、阳池穴各艾灸10分钟，就会感到手腕部暖暖的，疼痛也会减轻。每天灸1次，1周后疼痛就会有明显缓解。

肘关节疼痛多由肘部外伤、劳损，或外感风寒湿邪致使局部气血凝滞，经脉瘀阻，筋骨失养所致。治疗不仅是要缓解疼痛，还要使肘关节恢复功能。刮痧能祛风除湿、疏通气血、舒筋活络，对缓解疼痛和恢复功能都有积极的作用。

取穴

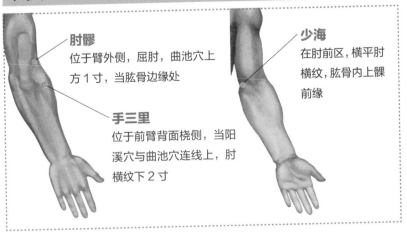

肘髎
位于臂外侧，屈肘，曲池穴上方1寸，当肱骨边缘处

手三里
位于前臂背面桡侧，当阳溪穴与曲池穴连线上，肘横纹下2寸

少海
在肘前区，横平肘横纹，肱骨内上髁前缘

刮痧操作步骤

1 用面刮法从上至下刮拭肘髎穴，刮至出痧。

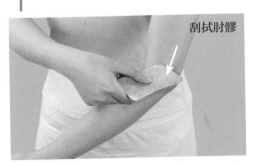

刮拭肘髎

2 用面刮法从上至下刮拭少海穴，刮至出痧。

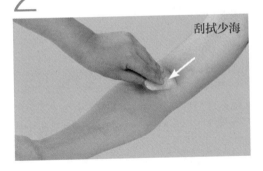

刮拭少海

3 用面刮法从上至下刮拭手三里穴，刮至出痧。

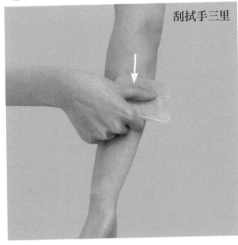

刮拭手三里

敷裹小偏方

每天晚上睡觉前，将老陈醋倒在干毛巾上，裹敷在肘关节处，然后再在上面裹一层保鲜膜或者塑料布固定。坚持几天会有一定的缓解作用。

踝关节痛多为关节扭伤所致。外伤后踝部的经脉受损，气血运行不畅，经络不通，气滞血瘀，就会造成不同程度的局部瘀肿、疼痛和关节活动障碍。

由于踝部承受了人体的巨大压力，所以一旦有疼痛，当行走时就会非常明显。有时损伤较轻，疼痛不明显，但也不可忽视，一旦拖延治疗，痊愈周期就会非常长。刮痧有助于恢复关节功能，还可活血祛瘀、消肿止痛。

取穴

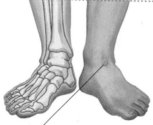 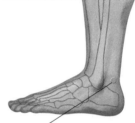

解溪
位于足背踝关节横纹中央凹陷处，当踇长伸肌腱与趾长伸肌腱之间

昆仑
位于外踝后方，当外踝尖与跟腱之间的凹陷处

刮痧操作步骤

1 用角揉法按揉解溪穴、昆仑穴，力度宜轻。

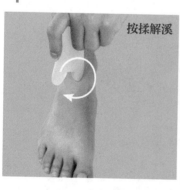

按揉解溪

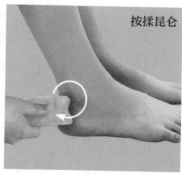

按揉昆仑

2 若足踝肿胀厉害或有破损，刮拭或按揉以上穴位困难，可选择外围部分进行刮拭，手法宜轻柔。

按摩小偏方

以 75% 酒精消毒耳穴，把王不留行籽粘在 0.5 厘米见方的白胶布中心，贴压于耳穴上。每日按压贴药籽处 3 次，每隔 3 日换至另一侧耳穴。每次揉按 1~2 分钟，中度强刺激，揉压至整个耳郭潮红发热为度，同时注意活动踝关节。

腰椎间盘突出症是由于腰椎间盘退行性变或外伤导致纤维环破裂，髓核从破裂处脱出，压迫腰椎神经，从而导致以腰腿疼痛为主要症状的一种疾病。中医认为，本病的发生多与外伤劳损及外感风寒湿热邪气，营卫失调、气血经络受损，或与肝肾不足等有关。刮痧可助经络气血畅通，缓解疼痛。

取穴

肾俞
位于腰部，在第2腰椎棘突下，旁开1.5寸处

命门
位于腰部，在后正中线上，第2腰椎棘突下凹陷处

腰俞
在骶部，当后正中线上，适对骶管裂孔

承扶
位于人体大腿的后面，左右臀下臀沟中心点即为此穴

委中
在腘横纹中点，股二头肌肌腱与半腱肌肌腱的中间

承山
位于小腿后面正中，当伸直小腿或足跟上提时，腓肠肌肌腹下出现尖角的凹陷处

风市
位于大腿外侧部的中线上，在腘横纹上7寸处。或直立垂手时，中指尖处

阳陵泉
位于膝盖斜下方，小腿外侧之腓骨小头稍前凹陷中

悬钟
位于小腿外侧，外踝尖上3寸，腓骨前缘

环跳
在股外侧部，侧卧屈股，股骨大转子最凸点与骶骨裂孔连线的外1/3与中1/3交点处

刮痧操作步骤

1 用面刮法从上向下刮拭背部肾俞穴、命门穴、腰俞穴。

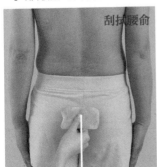

刮拭腰俞

2 以面刮法从上向下刮拭风市穴、阳陵泉穴、委中穴、承山穴、悬钟穴。

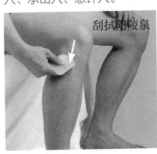

刮拭阳陵泉

3 以面刮法从里向外刮拭环跳穴、承扶穴。

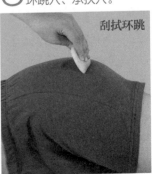

刮拭环跳

腰椎骨质增生

腰椎骨质增生主要发生于老年人，随着年龄的增长，机体生理功能衰退老化，退化的椎间盘失去水分，椎体不稳，髓核突出后将后纵韧带的骨膜顶起，下面产生新骨，形成骨刺或骨质增生。刮痧可以疏经活络，缓解腰痛症状。

取穴

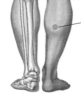

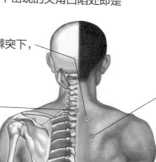

承山
位于小腿后面正中，委中与昆仑穴之间，当伸直小腿或足跟上提时，腓肠肌肌腹下出现的尖角凹陷处即是

大杼
位于背部，第1胸椎棘突下，后正中线旁开1.5寸

大椎
位于项部，第7颈椎棘突下凹陷中，后正中线上

照海
位于足内侧，内踝尖下方凹陷处

膏肓
位于背部，当第4胸椎棘突下，后正中线旁开3寸

刮痧操作步骤

1 用面刮法从上向下刮拭大椎穴、大杼穴、膏肓穴，刮至皮肤潮红或出痧。

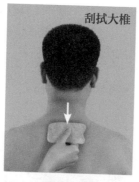
刮拭大椎

2 用面刮法从上向下刮拭承山穴，刮至皮肤潮红或出痧。

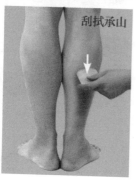
刮拭承山

3 用角刮法从上向下刮拭照海穴，刮至皮肤潮红或出痧。

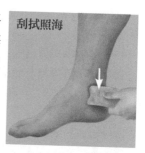
刮拭照海

食疗小偏方

桑枝炖鸡脚

原料 鸡脚250克，桑枝15克。

做法 鸡脚洗净，与桑枝一同入锅内，加入适量的清水，煮至鸡脚熟烂为止。可缓解骨刺疼痛。

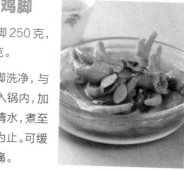

中风是中医学对急性脑血管疾病的统称，包括脑出血、脑血栓形成的脑栓塞、脑血管痉挛以及蛛网膜下腔出血等。中风的后遗症主要表现为肢体瘫痪、失语、口眼歪斜、吞咽困难、思维迟钝、记忆减退、烦躁抑郁等。刮痧对恢复某些生理功能有较好的作用。

取穴

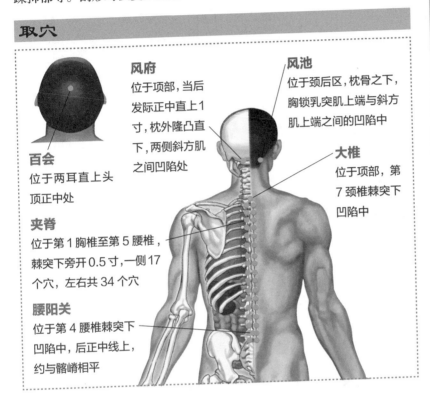

风府
位于项部，当后发际正中直上1寸，枕外隆凸直下，两侧斜方肌之间凹陷处

风池
位于颈后区，枕骨之下，胸锁乳突肌上端与斜方肌上端之间的凹陷中

百会
位于两耳直上头顶正中处

大椎
位于项部，第7颈椎棘突下凹陷中

夹脊
位于第1胸椎至第5腰椎，棘突下旁开0.5寸，一侧17个穴，左右共34个穴

腰阳关
位于第4腰椎棘突下凹陷中，后正中线上，约与髂嵴相平

刮痧操作步骤

1 以单角刮法刮拭头部百会穴、风池穴；用面刮法从上向下刮拭风府穴。

2 暴露背部，涂抹适量刮痧油，用面刮法从上向下刮拭大椎穴至腰阳关穴段。

3 用面刮法从上向下刮拭脊柱两侧夹脊穴。

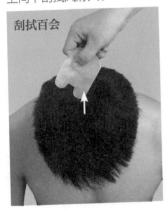

刮拭百会

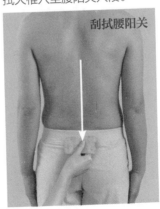

刮拭腰阳关

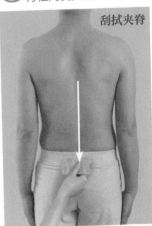

刮拭夹脊

泌尿系统结石

泌尿系统结石病因结石存在的部位不同，而有肾结石、输尿管结石、膀胱结石和尿道结石之分。尿道结石可无症状。输尿管结石可出现肾绞痛，伴有恶心、呕吐等症状，少数患者可见血尿，上尿路梗阻可表现为尿闭。长期肾结石可导致肾功能不全，表现为少尿甚至无尿，食欲减退、恶心、呕吐等。中医认为，本病主要是湿热蕴结于下焦，膀胱气化失调等所致。刮痧能改善泌尿系统相关功能，从而缓解症状。

取穴

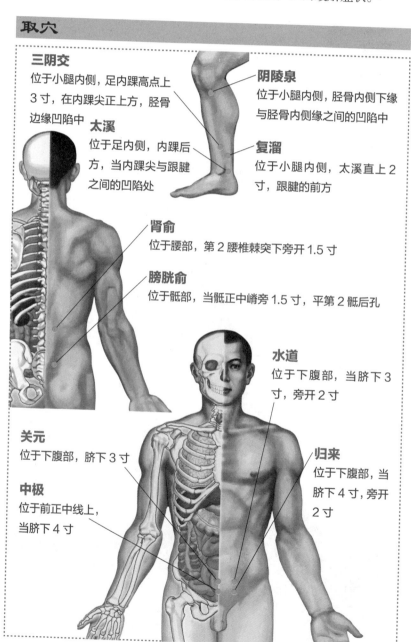

三阴交
位于小腿内侧，足内踝高点上3寸，在内踝尖正上方，胫骨边缘凹陷中

太溪
位于足内侧，内踝后方，当内踝尖与跟腱之间的凹陷处

阴陵泉
位于小腿内侧，胫骨内侧下缘与胫骨内侧缘之间的凹陷中

复溜
位于小腿内侧，太溪直上2寸，跟腱的前方

肾俞
位于腰部，第2腰椎棘突下旁开1.5寸

膀胱俞
位于骶部，当骶正中嵴旁1.5寸，平第2骶后孔

水道
位于下腹部，当脐下3寸，旁开2寸

关元
位于下腹部，脐下3寸

归来
位于下腹部，当脐下4寸，旁开2寸

中极
位于前正中线上，当脐下4寸

刮痧操作步骤

1 以面刮法刮拭背腰部肾俞穴至膀胱俞穴段。

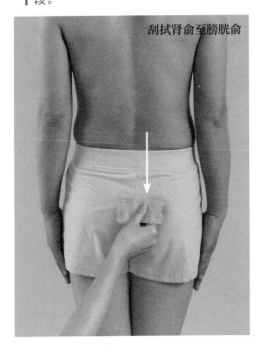

刮拭肾俞至膀胱俞

2 以面刮法从上向下刮拭腹部关元穴至中极穴段，水道穴至归来穴段。

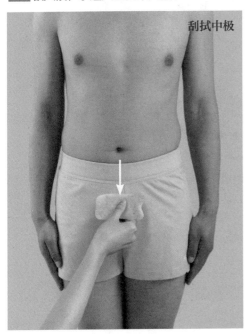

刮拭中极

3 用面刮法由阴陵泉穴，沿小腿内侧经三阴交穴、复溜穴，刮至太溪穴。

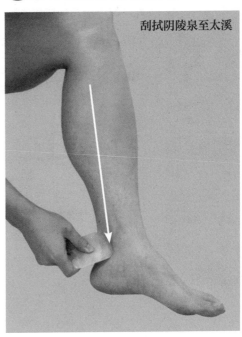

刮拭阴陵泉至太溪

食疗小偏方

草珊瑚煎

原料 草珊瑚 30 克。

做法 水煎服。每日 1 剂，分 2 次服，也可用酒泡服。可有效改善肾结石。

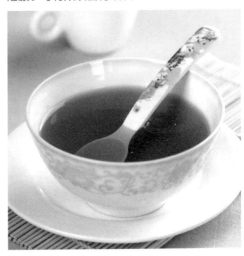

刮痧治疗中老年慢性病

慢性支气管炎是老年人常见病，俗称"老慢支"。早期症状轻微，多在冬季发作，春暖后缓解，主要表现为慢性咳嗽或咳痰，痰白而黏，或咳痰清稀，受凉即发。如未能及早治疗，后期症状会加重并常年存在，病程常迁延反复，以致并发肺气肿和肺源性心脏病。刮拭特定穴位能起到宣肺止咳、化痰平喘的作用，对缓解和治疗本病很有帮助。

取穴

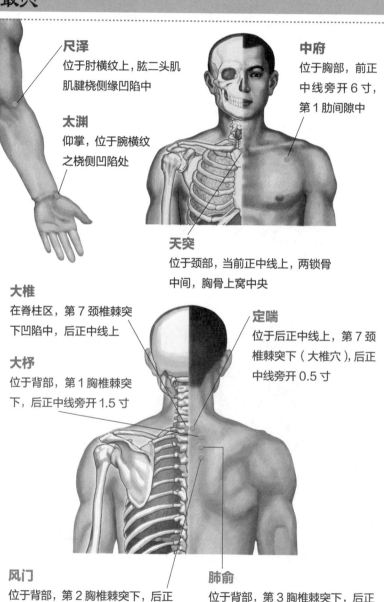

尺泽
位于肘横纹上，肱二头肌肌腱桡侧缘凹陷中

太渊
仰掌，位于腕横纹之桡侧凹陷处

中府
位于胸部，前正中线旁开6寸，第1肋间隙中

天突
位于颈部，当前正中线上，两锁骨中间，胸骨上窝中央

大椎
在脊柱区，第7颈椎棘突下凹陷中，后正中线上

大杼
位于背部，第1胸椎棘突下，后正中线旁开1.5寸

定喘
位于后正中线上，第7颈椎棘突下（大椎穴），后正中线旁开0.5寸

风门
位于背部，第2胸椎棘突下，后正中线旁开1.5寸

肺俞
位于背部，第3胸椎棘突下，后正中线旁开1.5寸

刮痧操作步骤

1 用面刮法自上而下，从大椎穴、定喘穴经大杼穴、风门穴，刮至肺俞穴，以出痧为度。

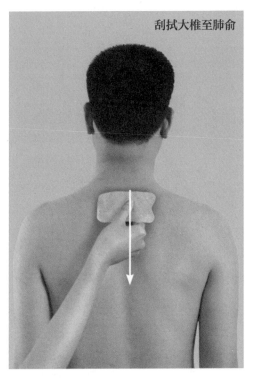

刮拭大椎至肺俞

2 用角刮法自上而下分别刮拭天突穴、中府穴，并用回旋按揉的方式刮拭每个穴位各30下，以出痧为度。

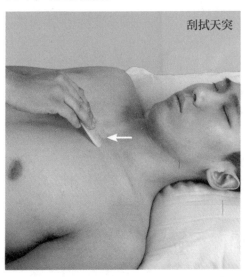

刮拭天突

3 用面刮法分别自上而下刮拭上肢尺泽穴、太渊穴，力度由轻到重，以出痧为度。

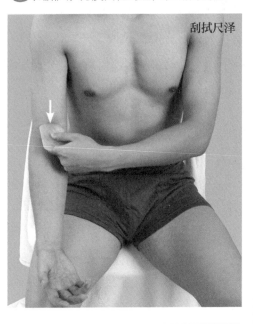

刮拭尺泽

食疗小偏方

三子养亲汤

原料 紫苏子、白芥子、莱菔子各9克。

做法 上药放入砂锅内，加入清水约400毫升。先用大火烧开，再转为小火煎煮约30分钟，取汁去渣即可。每天服用2~3次，10天为1个疗程，一般服用3~4个疗程。身体阳气旺盛的中老年人最好慎用本方。湿热内蕴、阴虚内热的中老年人忌用本方。

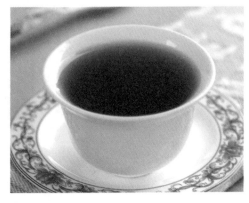

肺炎病程超过 3 个月者为慢性肺炎，其特点是周期性的复发和恶化，静止期无明显体征，几乎没有咳嗽，但在跑步和上楼时容易气喘。刮痧有助于缓解发病过程中的咳嗽、发热等症，并能提高机体抵抗力，预防炎症复发。

吴中朝教你 刮痧 祛百病

取穴

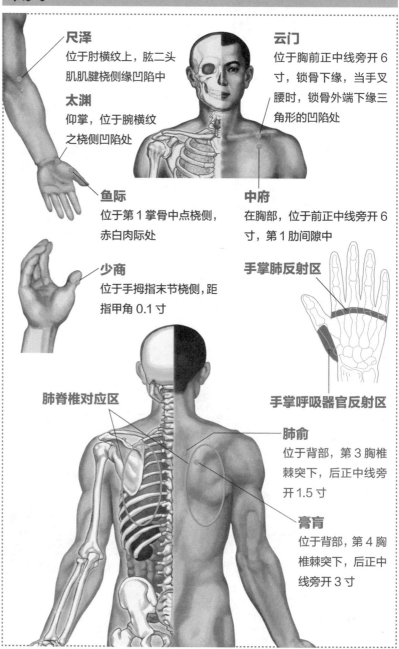

尺泽
位于肘横纹上，肱二头肌肌腱桡侧缘凹陷中

太渊
仰掌，位于腕横纹之桡侧凹陷处

鱼际
位于第 1 掌骨中点桡侧，赤白肉际处

少商
位于手拇指末节桡侧，距指甲角 0.1 寸

云门
位于胸前正中线旁开 6 寸，锁骨下缘，当手叉腰时，锁骨外端下缘三角形的凹陷处

中府
在胸部，位于前正中线旁开 6 寸，第 1 肋间隙中

手掌肺反射区

手掌呼吸器官反射区

肺脊椎对应区

肺俞
位于背部，第 3 胸椎棘突下，后正中线旁开 1.5 寸

膏肓
位于背部，第 4 胸椎棘突下，后正中线旁开 3 寸

刮痧操作步骤

1 用面刮法从上至下刮拭背部肺脊椎对应区，重点刮拭肺俞穴、膏肓穴。

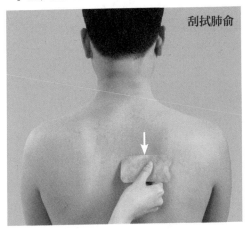

刮拭肺俞

2 用角刮法从上至下刮拭肺经的云门穴至中府穴。

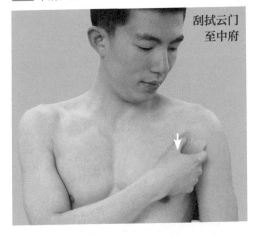

刮拭云门至中府

3 用平刮法刮拭上肢尺泽穴至太渊穴，手掌肺、呼吸器官反射区。用角揉法按揉鱼际穴，再用平刮法由鱼际穴刮至少商穴。

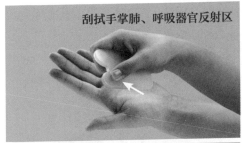

刮拭手掌肺、呼吸器官反射区

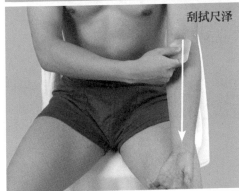

刮拭尺泽

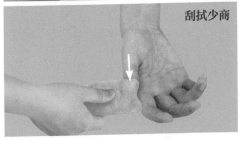

刮拭少商

食疗小偏方

杏仁川贝煲猪肺

[原料] 猪肺1个（不灌洗），甜杏仁49枚（去皮尖），川贝母15克（去心），生姜汁1茶匙，蜂蜜30克。

[做法] 整猪肺洗净，加入清水适量及甜杏仁、川贝母同煮。待猪肺熟后，捞出猪肺，切片，重新放入汤中继续煲煮15分钟，加入姜汁、蜂蜜调味即可。每天早晚各食用1次，半个月为1个疗程。

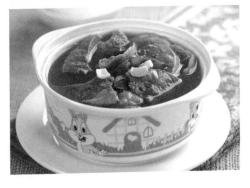

慢性肾炎

慢性肾炎起病缓慢、病程长。其表现各异，有的无明显症状，有的有明显血尿、水肿、高血压，并有全身乏力、腹胀、贫血等症状。中医认为，本病多因外邪侵袭，内伤脾胃，体内水液失布，气化失调所致。治疗的同时，配合刮痧疗法可对病情起到缓解作用。

取穴

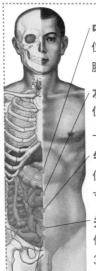

中脘
位于前正中线上，脐上 4 寸

水分
位于腹部正中线上，当脐上 1 寸

气海
位于肚脐直下 1.5 寸，前正中线上

关元
位于下腹部，脐下 3 寸

中极
位于前正中线上，当脐下 4 寸

命门
位于腰部，当后正中线上，第 2 腰椎棘突下凹陷中

腰阳关
位于第 4 腰椎棘突下凹陷中，后正中线上，约与髂嵴相平

阴陵泉
位于小腿内侧，胫骨内侧下缘与胫骨内侧缘之间的凹陷中

太溪
位于在足内侧，内踝后方，当内踝尖与跟腱之间的凹陷处

三阴交
位于小腿内侧，足内踝高点上 3 寸，在内踝尖正上方，胫骨边缘凹陷中

复溜
位于小腿内侧，太溪直上 2 寸，跟腱的前方

脾俞
位于背部，第 11 胸椎棘突下，后正中线旁开 1.5 寸

肾俞
位于腰部，第 2 腰椎棘突下，后正中线旁开 1.5 寸

志室
位于腰部，第 2 腰椎棘突下，后正中线旁开 3 寸

腰俞
位于骶部，当后正中线上，适对骶管裂孔

次髎
位于髂后上棘与后正中线之间，适对第 2 骶后孔

刮痧操作步骤

1 用面刮法由背部督脉命门穴经腰阳关穴，刮至腰俞穴。

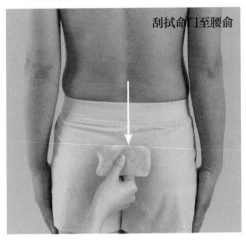

刮拭命门至腰俞

2 用面刮法由背部膀胱经脾俞穴沿脊柱两侧向下，经肾俞穴、志室穴，刮至次髎穴。

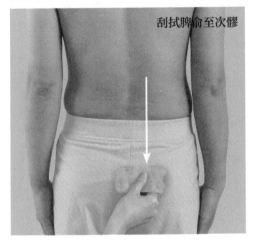

刮拭脾俞至次髎

3 用面刮法由阴陵泉穴，沿小腿内侧经三阴交穴、复溜穴，刮至太溪穴。

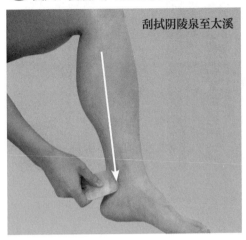

刮拭阴陵泉至太溪

4 用面刮法由腹部任脉中脘穴沿前正中线向下经水分穴、气海穴、关元穴，刮至中极穴。肚脐上下分段刮拭。

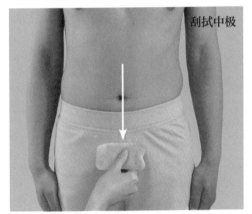

刮拭中极

食疗小偏方

枸杞拌山药

原料 山药 300 克，枸杞子 10 克，柠檬 1 个。

做法 将枸杞子洗净，放入热水中浸泡 10 分钟；将柠檬榨汁备用；山药去皮、洗净，切条状，放入含柠檬汁的冷水中浸泡 2~3 分钟，将山药、枸杞子捞起沥水，放入盘中即可。

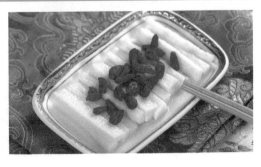

慢性肠炎

慢性肠炎多由急性肠炎迁延或反复发作而来。以间断性腹部隐痛、腹胀、腹泻为主要表现。遇冷、进油腻之物、遇情绪波动或劳累后尤甚。过度疲劳、情绪激动、过度精神紧张、营养不良，都是慢性肠炎的诱因。刮痧可以提升肠胃功能，对病情起到缓解作用。

吴中朝教你
刮痧祛百病

取穴

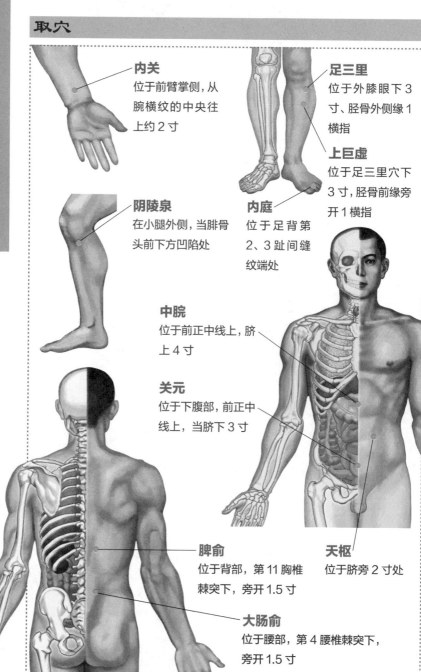

内关
位于前臂掌侧，从腕横纹的中央往上约2寸

足三里
位于外膝眼下3寸、胫骨外侧缘1横指

上巨虚
位于足三里穴下3寸，胫骨前缘旁开1横指

阴陵泉
在小腿外侧，当腓骨头前下方凹陷处

内庭
位于足背第2、3趾间缝纹端处

中脘
位于前正中线上，脐上4寸

关元
位于下腹部，前正中线上，当脐下3寸

脾俞
位于背部，第11胸椎棘突下，旁开1.5寸

天枢
位于脐旁2寸处

大肠俞
位于腰部，第4腰椎棘突下，旁开1.5寸

刮痧操作步骤

1 用面刮法从上至下刮拭腹部正中线中脘穴至关元穴，肚脐上下分段刮拭。然后用角揉法揉按中脘穴、关元穴、天枢穴。

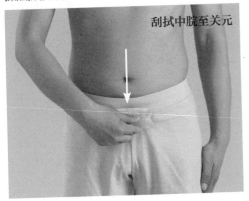

刮拭中脘至关元

2 用面刮法从上至下刮拭背部脾俞穴至大肠俞穴，刮至皮肤发红或出现痧痕为止。

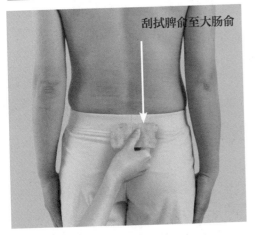

刮拭脾俞至大肠俞

3 用面刮法从上至下刮拭上肢内侧内关穴，用力轻柔，刮30下，以出痧为度。

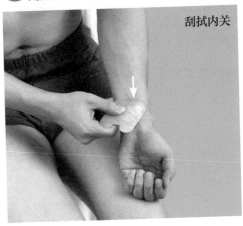

刮拭内关

4 用面刮法从上至下重刮下肢内侧阴陵泉穴和外侧足三里穴至上巨虚穴，各30下，可不出痧。最后刮拭足部内庭穴，用刮板角刮拭，以出痧为度。

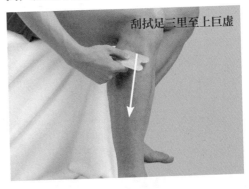

刮拭足三里至上巨虚

食疗小偏方

山楂红糖饮

原料 山楂250克，红糖50克。

做法 山楂放入铁锅内炒至呈黑炭色。锅内加入清水1000毫升，熬至400毫升，加入红糖调匀，滤汁即可。空腹1次服下。每天早晚各服用1次。

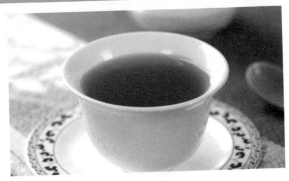

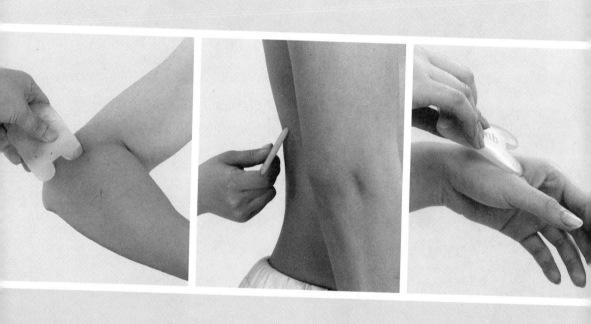

刮痧治疗男性疾病

阳痿

阳痿是指在有性欲要求时，阴茎不能勃起或勃起不坚，或者虽然有勃起且有一定程度的硬度，但不能保持性交的足够时间，因而妨碍性交或不能完成性交。引起阳痿的原因很多，除少数是由于先天异常、疾病、药物影响等引起外，大多数是由心理因素（精神焦虑紧张、夫妻感情冷淡等）导致的。刮痧对性功能障碍有一定的改善作用。

取穴

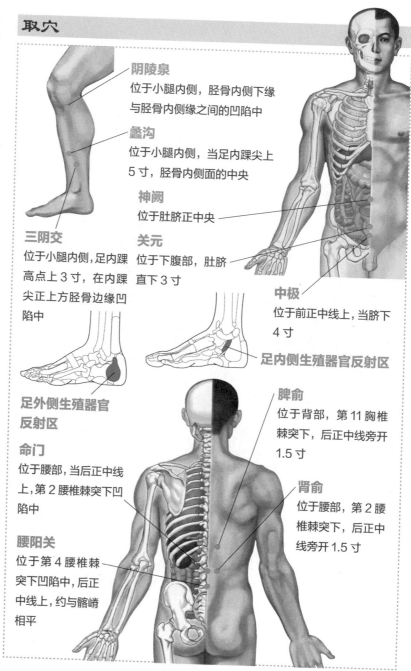

阴陵泉
位于小腿内侧，胫骨内侧下缘与胫骨内侧缘之间的凹陷中

蠡沟
位于小腿内侧，当足内踝尖上5寸，胫骨内侧面的中央

神阙
位于肚脐正中央

三阴交
位于小腿内侧，足内踝高点上3寸，在内踝尖正上方胫骨边缘凹陷中

关元
位于下腹部，肚脐直下3寸

中极
位于前正中线上，当脐下4寸

足内侧生殖器官反射区

足外侧生殖器官反射区

脾俞
位于背部，第11胸椎棘突下，后正中线旁开1.5寸

命门
位于腰部，当后正中线上，第2腰椎棘突下凹陷中

肾俞
位于腰部，第2腰椎棘突下，后正中线旁开1.5寸

腰阳关
位于第4腰椎棘突下凹陷中，后正中线上，约与髂嵴相平

刮痧操作步骤

1 用平面按揉法按揉足内侧、足外侧生殖器官反射区。

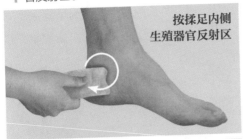

按揉足内侧生殖器官反射区

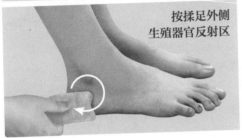

按揉足外侧生殖器官反射区

2 用平面按揉法按揉神阙穴，然后用面刮法从上至下刮拭脐下关元穴至中极穴，并对关元穴和中极穴各按揉 30 下。

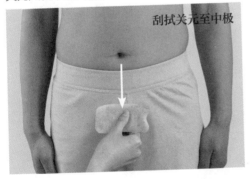

刮拭关元至中极

3 用面刮法从上至下刮拭背部脾俞穴、肾俞穴、命门穴、腰阳关穴。

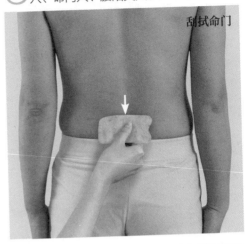

刮拭命门

4 用面刮法从上至下刮拭下肢内侧阴陵泉穴、蠡沟穴、三阴交穴。

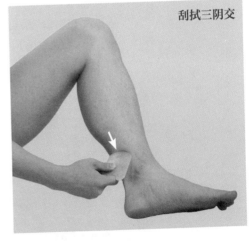

刮拭三阴交

食疗小偏方

山药桃仁羊肉汤

原料 羊肉 500 克，山药 100 克，核桃仁 100 克，盐、鸡精适量。

做法 羊肉斩块，焯水，撇去浮沫，山药去皮、切块；核桃仁入油锅焙熟。锅中加入高汤，放入羊肉、山药、核桃仁，炖约 2 小时，放盐、鸡精调味即可。

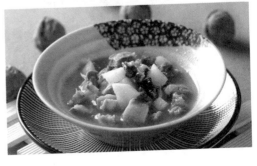

早泄

早泄的病因大多是心理性的，如手淫、婚外性生活、夫妻关系不和谐等，均会导致情绪紧张、焦虑，使大脑或脊髓中枢兴奋性增强而致早泄。另外有少数是由器质性病变引起的，如慢性前列腺炎、尿道下裂、精囊炎等。该病为阳痿的前期症状，应及早治疗。中医认为早泄主要与虚损和肝胆湿热有关，刮拭身体相关部位可以清热除湿、补肾固封、养心安神，从而达到治疗的目的。

取穴

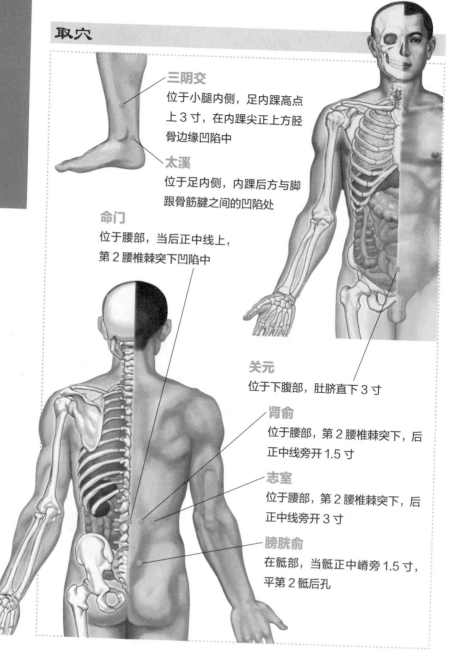

三阴交
位于小腿内侧，足内踝高点上3寸，在内踝尖正上方胫骨边缘凹陷中

太溪
位于足内侧，内踝后方与脚跟骨筋腱之间的凹陷处

命门
位于腰部，当后正中线上，第2腰椎棘突下凹陷中

关元
位于下腹部，肚脐直下3寸

肾俞
位于腰部，第2腰椎棘突下，后正中线旁开1.5寸

志室
位于腰部，第2腰椎棘突下，后正中线旁开3寸

膀胱俞
在骶部，当骶正中嵴旁1.5寸，平第2骶后孔

刮痧操作步骤

1 用面刮法从上向下刮拭命门穴、志室穴各 10~15 下。

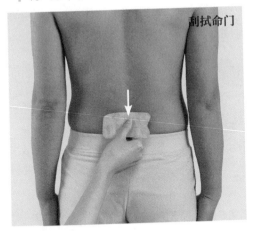

刮拭命门

2 用面刮法从上向下刮拭肾俞穴至膀胱俞穴 10~15 下。

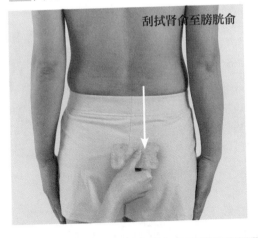

刮拭肾俞至膀胱俞

3 用面刮法从上向下刮拭关元穴 10~15 下，并用板角回旋揉动 30 下，以出痧为度。

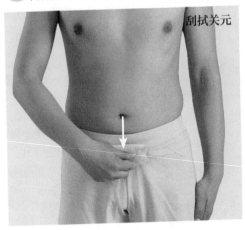

刮拭关元

4 用面刮法从上向下刮拭三阴交穴 30 下，用单角刮法刮拭并按揉太溪穴 30 下，以出痧为度。

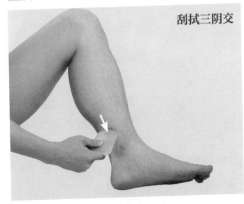

刮拭三阴交

食疗小偏方

莲子芡实粥

[原料] 糯米 100 克，莲子 50 克，芡实 50 克，冰糖 15 克。

[做法] 糯米、芡实淘洗干净，用冷水浸泡 3 小时，捞出，沥水；莲子洗净，用冷水浸泡回软，除去莲心。锅中加入约 2000 毫升冷水，将莲子、芡实、糯米放入，大火烧沸，改小火熬煮成粥，下冰糖调味，再稍煮片刻即可。

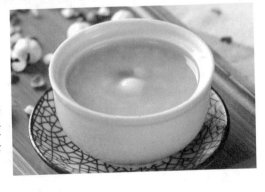

遗精

遗精是指不因性交而精液自行泄出的一种男性疾病。一般成年男性一周遗精不超过一次属正常生理现象，如果一周超过一次或一日数次，并伴有精神萎靡、腰酸腿软、心慌气短，则属于病理性遗精。中医认为遗精多由肾虚精关不固，或心肾不交，或湿热下注所致，刮拭身体相关穴位可以驱除病邪，补肾固封，从而达到治疗的目的。

取穴

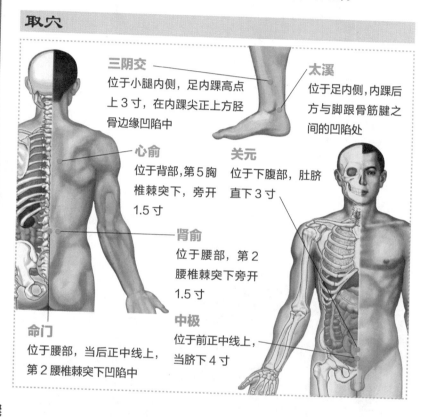

三阴交
位于小腿内侧，足内踝高点上3寸，在内踝尖正上方胫骨边缘凹陷中

太溪
位于足内侧，内踝后方与脚跟骨筋腱之间的凹陷处

心俞
位于背部，第5胸椎棘突下，旁开1.5寸

关元
位于下腹部，肚脐直下3寸

肾俞
位于腰部，第2腰椎棘突下旁开1.5寸

命门
位于腰部，当后正中线上，第2腰椎棘突下凹陷中

中极
位于前正中线上，当脐下4寸

刮痧操作步骤

1 用面刮法从上至下刮拭腰背部心俞穴、命门穴、肾俞穴。

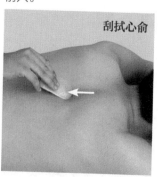

刮拭心俞

2 用面刮法从上至下刮拭下腹部关元穴至中极穴。

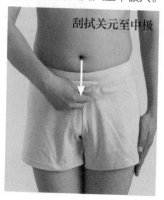

刮拭关元至中极

3 用面刮法从上至下刮拭下肢小腿内侧三阴交穴30下，用角揉法揉按太溪穴，力度稍重，以产生酸麻胀感为度。

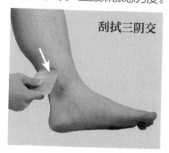

刮拭三阴交

前列腺炎、前列腺增生均为前列腺常见疾病，一般表现为尿频、尿急、尿痛等，排尿后常有白色分泌物自尿道口流出。多因下焦湿热、气化失调所引起。刮痧有行气活血的作用，能调节各种内分泌腺的功能，通利膀胱。

取穴

三阴交
位于小腿内侧，足内踝高点上 3 寸，在内踝尖正上方胫骨边缘凹陷中

曲泉
在膝内侧，屈膝，当膝关节内侧端，股骨内侧髁的后缘，半腱肌、半膜肌止端的前缘凹陷处

中极
位于脐下 4 寸，前正中线上

命门
位于腰部，当后正中线上，第 2 腰椎棘突下凹陷中

刮痧操作步骤

1 用面刮法从上向下刮拭命门穴 30 下，用力轻柔，以皮肤潮红为度。

2 用面刮法从上向下刮拭中极穴 30 下，力度适中，以皮肤潮红为度。

3 用面刮法从上向下刮拭曲泉穴和三阴交穴各 10~15 下，力度稍重，以出痧为度。

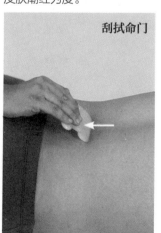

刮拭命门

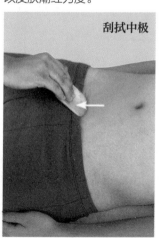

刮拭中极

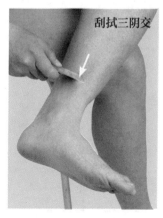

刮拭三阴交

前列腺增生

前列腺增生为前列腺的一种良性病变。表现为排尿起始延缓、尿线变细、射程缩短、尿后滴沥等。先为夜间尿频，随后白天也出现尿频。后期由于膀胱有效容量减少，尿频更加严重。

取穴

阴陵泉
位于小腿内侧，胫骨内侧下缘与胫骨内侧缘之间的凹陷中

三阴交
位于小腿内侧，足内踝高点上 3 寸，在内踝尖正上方胫骨边缘凹陷中

复溜
位于小腿内侧，太溪直上 2 寸，跟腱的前方

太溪
在足内侧，内踝后方，当内踝尖与跟腱之间的凹陷处

水道
位于下腹部，当脐中下 3 寸，距前正中线 2 寸

归来
位于下腹部，当脐中下 4 寸，距前正中线 2 寸

生殖器官脊椎对应区

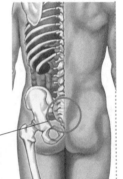

刮痧操作步骤

1 用面刮法和双角刮法刮拭腰骶部生殖器官脊椎对应区。

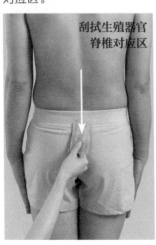

刮拭生殖器官脊椎对应区

2 用面刮法从上至下刮拭腹部水道穴至归来穴。

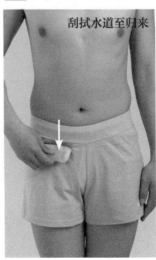

刮拭水道至归来

3 用面刮法从上至下刮拭下肢内侧阴陵泉穴、三阴交穴，复溜穴至太溪穴。

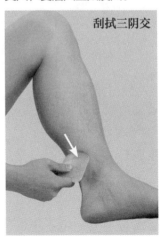

刮拭三阴交

不育症指正常育龄夫妇婚后有正常性生活，在1年或更长时间，未采取任何避孕措施而未让女方怀孕的，即可称为男性不育症。刮痧有助于激活肾脏功能，恢复男性生育功能。

取穴

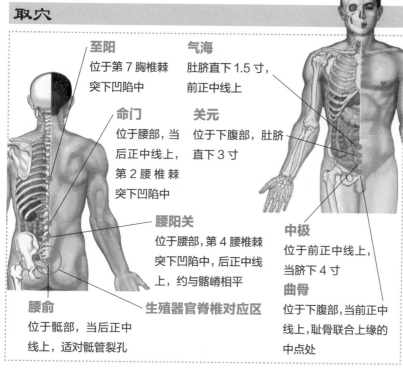

至阳
位于第7胸椎棘突下凹陷中

气海
肚脐直下1.5寸，前正中线上

命门
位于腰部，当后正中线上，第2腰椎棘突下凹陷中

关元
位于下腹部，肚脐直下3寸

腰阳关
位于腰部，第4腰椎棘突下凹陷中，后正中线上，约与髂嵴相平

中极
位于前正中线上，当脐下4寸

生殖器官脊椎对应区

曲骨
位于下腹部，当前正中线上，耻骨联合上缘的中点处

腰俞
位于骶部，当后正中线上，适对骶管裂孔

121

刮痧操作步骤

1 用面刮法由至阳穴沿脊柱向下经命门穴、腰阳关穴，刮至腰俞穴处。

2 用面刮法和双角刮法刮拭腰骶部生殖器官脊椎对应区。

3 用面刮法由下腹部气海穴向下，经关元穴、中极穴刮至曲骨穴处。

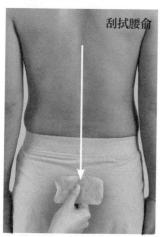

刮拭腰俞

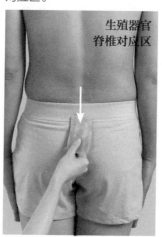

生殖器官脊椎对应区

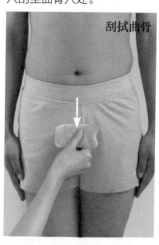

刮拭曲骨

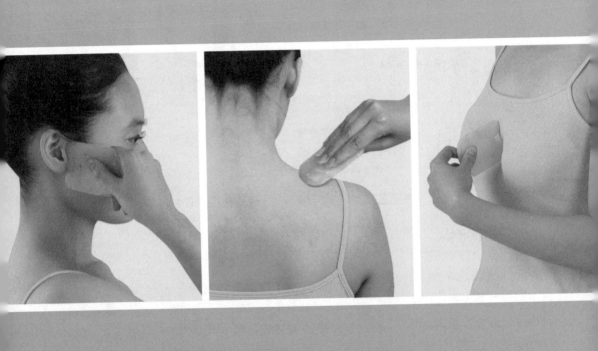

刮痧治疗
女性疾病

痛经

痛经是指女性在经期及其前后，出现小腹或腰部疼痛，甚至痛及腰骶。每随月经周期而发，严重者可伴恶心呕吐、冷汗淋漓、手足厥冷，甚至昏厥。中医认为痛经多为气滞血瘀或寒湿凝滞所致。刮痧对于无器质性病变的原发性痛经有较好疗效。

取穴

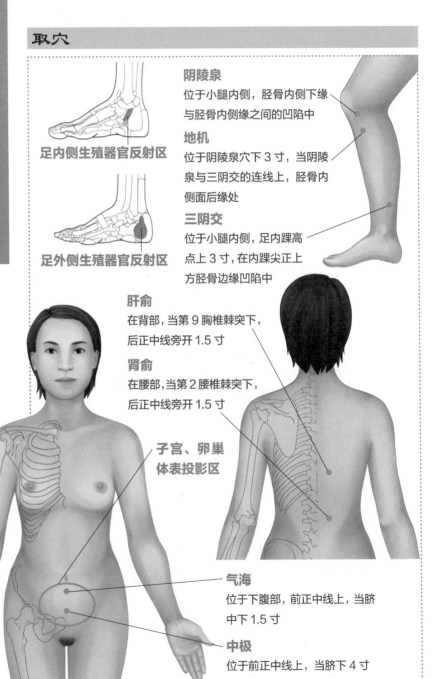

足内侧生殖器官反射区

足外侧生殖器官反射区

阴陵泉
位于小腿内侧，胫骨内侧下缘与胫骨内侧缘之间的凹陷中

地机
位于阴陵泉穴下3寸，当阴陵泉与三阴交的连线上，胫骨内侧面后缘处

三阴交
位于小腿内侧，足内踝高点上3寸，在内踝尖正上方胫骨边缘凹陷中

肝俞
在背部，当第9胸椎棘突下，后正中线旁开1.5寸

肾俞
在腰部，当第2腰椎棘突下，后正中线旁开1.5寸

子宫、卵巢体表投影区

气海
位于下腹部，前正中线上，当脐中下1.5寸

中极
位于前正中线上，当脐下4寸

刮痧操作步骤

1 用角按揉法按揉足内侧、足外侧生殖器官反射区。

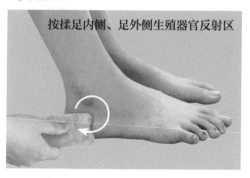

按揉足内侧、足外侧生殖器官反射区

2 用面刮法自上而下刮拭下腹部子宫、卵巢体表投影区，或辅以拔罐。

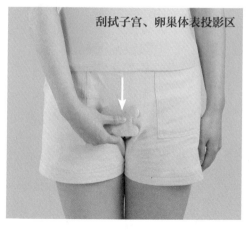

刮拭子宫、卵巢体表投影区

3 用面刮法自上而下刮拭下腹部气海穴至中极穴。

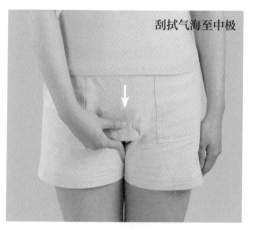

刮拭气海至中极

4 用面刮法自上而下刮拭腰背部肝俞穴至肾俞穴。

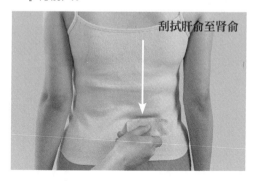

刮拭肝俞至肾俞

5 用面刮法自上而下刮拭下肢内侧阴陵泉穴经地机穴至三阴交穴。

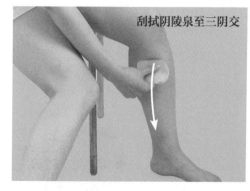

刮拭阴陵泉至三阴交

食疗小偏方

姜枣红糖汤

原料 姜 5 克，红枣 15 克，红糖 30 克。

做法 将红枣去核、洗净，姜洗净，切片。将红枣、姜、红糖加适量水煮汤服用。适合寒湿凝滞引起的痛经。

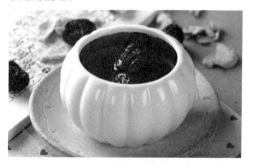

　　月经不调是指月经周期或出血量的异常，或是月经前、经期时的腹痛及全身症状。引起月经不调的原因包括神经内分泌失调、器官病变或药物影响。许多全身性疾病如血液病、高血压病等均可引起月经失调。中医认为月经不调主要是七情所伤、肾气不足或肝脾功能失常、气血失调所致，刮拭身体相关穴位，可以调理冲任、调和气血，从而达到治疗的目的。

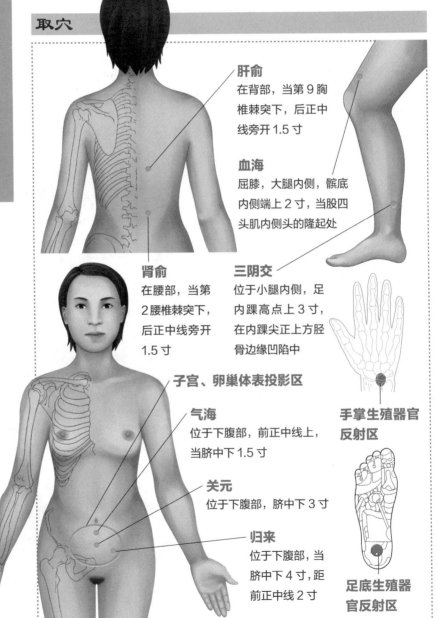

取穴

肝俞
在背部，当第9胸椎棘突下，后正中线旁开1.5寸

血海
屈膝，大腿内侧，髌底内侧端上2寸，当股四头肌内侧头的隆起处

肾俞
在腰部，当第2腰椎棘突下，后正中线旁开1.5寸

三阴交
位于小腿内侧，足内踝高点上3寸，在内踝尖正上方胫骨边缘凹陷中

子宫、卵巢体表投影区

气海
位于下腹部，前正中线上，当脐中下1.5寸

关元
位于下腹部，脐中下3寸

归来
位于下腹部，当脐中下4寸，距前正中线2寸

手掌生殖器官反射区

足底生殖器官反射区

刮痧操作步骤

1 用角按揉法按揉手掌、足底生殖器官反射区。

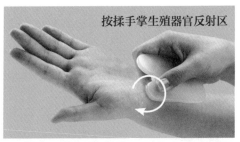

按揉手掌生殖器官反射区

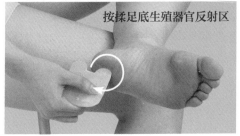

按揉足底生殖器官反射区

2 用面刮法自上而下刮拭下腹部子宫、卵巢体表投影区，或辅以拔罐。

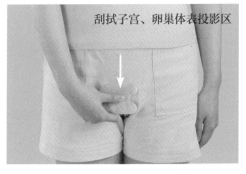

刮拭子宫、卵巢体表投影区

3 用面刮法自上而下刮拭下腹部气海穴、关元穴、归来穴。

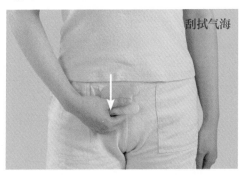

刮拭气海

4 用面刮法自上而下刮拭腰背部肝俞穴至肾俞穴。

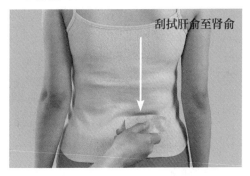

刮拭肝俞至肾俞

5 用面刮法自上而下刮拭下肢内侧血海穴、三阴交穴。

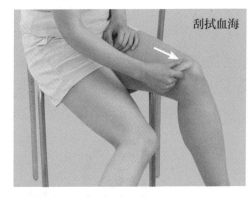

刮拭血海

食疗小偏方

益母当归煲鸡蛋

（原料）益母草 60 克，当归 15 克，鸡蛋 3 个。

（做法）将益母草去杂质，与当归一起放入水中洗净，放入清水 3 碗煎至 1 碗，用纱布滤清；鸡蛋煮熟去壳，用牙签扎数个小孔，加入药汁煮半小时，吃蛋饮汤。

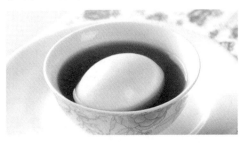

闭经

闭经分为原发性和继发性两种。凡年过 16 岁仍未行经者，称原发性闭经。在月经初潮以后，排除妊娠期、哺乳期、绝经期等因素外，月经中断 3 个月以上者，称为继发性闭经。中医认为，先天肾气不足、后天肝肾亏损，或精神刺激、郁怒伤肝，致肝气郁结，或经期受凉等都可导致闭经。刮拭相关穴位可生血活血、培补元气。

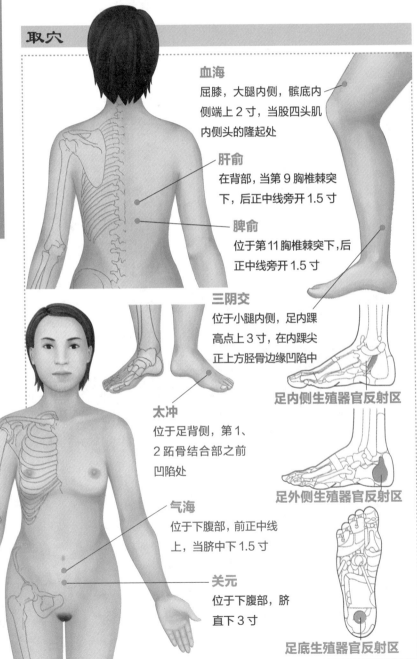

取穴

血海
屈膝，大腿内侧，髌底内侧端上 2 寸，当股四头肌内侧头的隆起处

肝俞
在背部，当第 9 胸椎棘突下，后正中线旁开 1.5 寸

脾俞
位于第 11 胸椎棘突下，后正中线旁开 1.5 寸

三阴交
位于小腿内侧，足内踝高点上 3 寸，在内踝尖正上方胫骨边缘凹陷中

太冲
位于足背侧，第 1、2 跖骨结合部之前凹陷处

气海
位于下腹部，前正中线上，当脐中下 1.5 寸

关元
位于下腹部，脐直下 3 寸

足内侧生殖器官反射区

足外侧生殖器官反射区

足底生殖器官反射区

刮痧操作步骤

1 用角揉法按揉足内侧、足外侧及足底生殖器官反射区。对痛点处做重点刮拭或按揉。

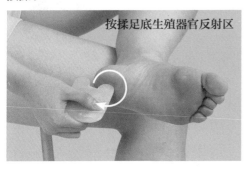

按揉足底生殖器官反射区

2 用面刮法自上而下刮拭下腹部气海穴至关元穴，并用刮痧板角按揉两穴位各 30 下。

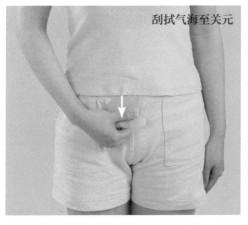

刮拭气海至关元

3 用面刮法自上而下刮拭腰背部脾俞穴、肝俞穴。

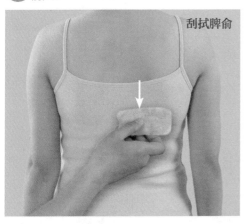

刮拭脾俞

4 用面刮法自上而下刮拭下肢内侧血海穴、三阴交穴，然后用角揉法按揉足背部太冲穴 15~30 下，以有酸胀感为宜。

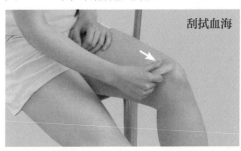

刮拭血海

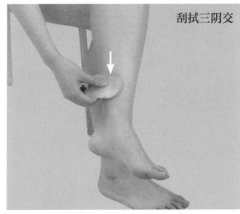

刮拭三阴交

食疗小偏方

猪肝杞蛋汤

[原料] 猪肝 100 克，枸杞子 15 克，鸡蛋 1 个，姜丝、葱丝、盐各适量。

[做法] 猪肝洗净、切薄片。锅中加水煮开，放入枸杞子，磕入鸡蛋，加姜丝、葱丝煮 20 分钟，最后放入肝片及盐煮开即可。适合肝肾不足引起的闭经。

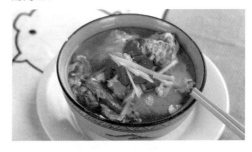

白带异常

妇女阴道内分泌的少量白色黏性液体称为白带，如果白带绵绵不断，量多腥臭，色泽异常，并伴有全身症状者，称"带下病"。中医学认为，本病多因湿热下注或气血亏虚，致使带脉失约、冲任失调而引起，刮拭相关穴位可以补气养血、清热除湿。

取穴

阴陵泉
位于小腿内侧，胫骨内侧下缘与胫骨内侧缘之间的凹陷中

三阴交
位于小腿内侧，足内踝高点上3寸，在内踝尖正上方胫骨边缘凹陷中

复溜
位于小腿内侧，太溪直上2寸，跟腱的前方

带脉
位于腹侧部，章门穴下1.8寸，当第11肋骨游离端下方垂线与脐水平线的交点上

气海
位于下腹部，前正中线上，当脐中下1.5寸

脾俞
位于第11胸椎棘突下，后正中线旁开1.5寸

关元
位于下腹部，肚脐直下3寸

肾俞
位于腰部，第2腰椎棘突下，后正中线旁开1.5寸

命门
位于腰部，当后正中线上，第2腰椎棘突下凹陷中

次髎
位于髂后上棘与后正中线之间，适对第2骶后孔

足三里
位于外膝眼下3寸、胫骨外侧缘一横指

下髎
位于中髎穴下内方，适对第4骶后孔

吴中朝教你 刮痧 祛百病

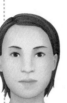

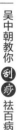

刮痧操作步骤

1 用面刮法自上而下刮拭下腹部气海穴至关元穴，及双侧带脉穴。

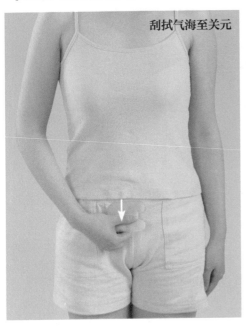

刮拭气海至关元

2 用面刮法自上而下刮拭腰背部双侧脾俞穴至肾俞穴，然后用面刮法分别刮拭命门穴、次髎穴、下髎穴。

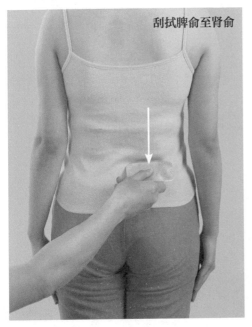

刮拭脾俞至肾俞

3 用面刮法刮拭阴陵泉穴至三阴交穴，然后用平面按揉法按揉足三里穴、复溜穴。

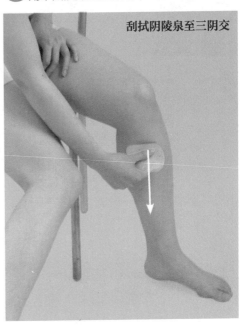

刮拭阴陵泉至三阴交

食疗小偏方

芡实山药粥

原料 芡实、干山药片各 30 克，糯米 50 克，白糖或盐适量。

做法 将芡实、山药、糯米入锅，加水同煮成粥，待粥将成时加适量白糖或盐调味，略煮即可。

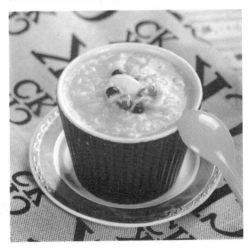

慢性盆腔炎

慢性盆腔炎指的是女性生殖器官及周围结缔组织等发生的慢性炎症，常为急性盆腔炎未彻底治疗，病程迁延所致。主要表现为下腹坠痛或腰骶部酸痛拒按，伴有低热、白带量多、月经不调等。刮痧有助于行气活血，消除炎症。

取穴

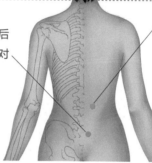

次髎
位于髂后上棘与后正中线之间，适对第2骶后孔

肾俞
位于腰部，第2腰椎棘突下，后正中线旁开1.5寸

血海
屈膝，大腿内侧，髌底内侧端上2寸，当股四头肌内侧头的隆起处

气海
位于下腹部，前正中线上，当脐中下1.5寸

阴陵泉
位于小腿内侧，胫骨内侧下缘与胫骨内侧缘之间的凹陷中

关元
位于下腹部，脐直下3寸

三阴交
位于小腿内侧，足内踝高点上3寸，在内踝尖正上方胫骨边缘凹陷中

刮痧操作步骤

1 用面刮法自上而下刮拭下腹部气海穴至关元穴，刮至皮肤潮红。

2 用面刮法自上而下刮拭腰背部肾俞穴至次髎穴。

3 用面刮法自上而下分别刮拭下肢内侧血海穴、阴陵泉穴、三阴交穴。

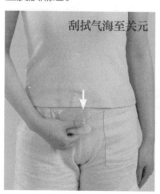

刮拭气海至关元

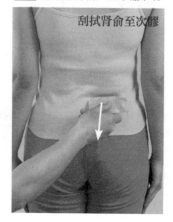

刮拭肾俞至次髎

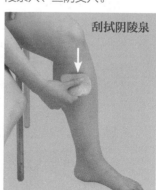

刮拭阴陵泉

子宫肌瘤是子宫平滑肌细胞增生而引起的子宫良性肿瘤。表现为月经过多和继发性贫血，一般可无明显自觉症状。肌瘤因生长的部位和瘤体的大小，可出现小腹疼痛或坠痛，孕后流产机会增多；肌瘤压迫膀胱和直肠，还会引起尿潴留和便秘。

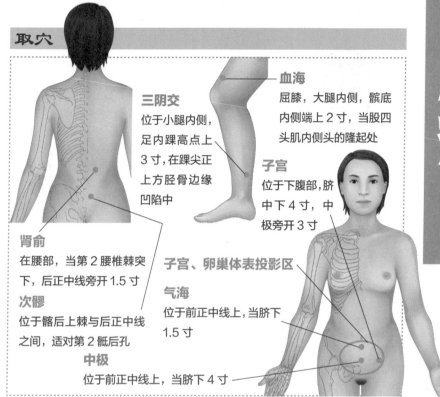

取穴

三阴交
位于小腿内侧，足内踝高点上3寸，在踝尖正上方胫骨边缘凹陷中

血海
屈膝，大腿内侧，髌底内侧端上2寸，当股四头肌内侧头的隆起处

子宫
位于下腹部，脐中下4寸，中极旁开3寸

肾俞
在腰部，当第2腰椎棘突下，后正中线旁开1.5寸

次髎
位于骶后上棘与后正中线之间，适对第2骶后孔

中极
位于前正中线上，当脐下4寸

子宫、卵巢体表投影区

气海
位于前正中线上，当脐下1.5寸

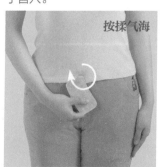
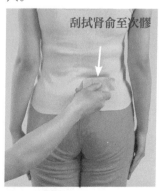
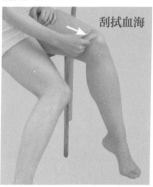

刮痧操作步骤

1 用面刮法自上而下刮拭下腹部子宫、卵巢体表投影区，重点按揉气海穴、中极穴、子宫穴。

按揉气海

2 用面刮法自上而下刮拭背部双侧肾俞穴至次髎穴。

刮拭肾俞至次髎

3 用面刮法自上而下刮拭下肢脾经双侧血海穴、三阴交穴。

刮拭血海

子宫脱垂是指子宫从正常位置沿阴道下降或脱出。其常见症状为腰骶部酸痛，感下腹、阴道、会阴部下坠，劳动后更加明显，卧床休息后可缓解，严重者会出现排尿困难，或尿频、白带增多等症状。

取穴

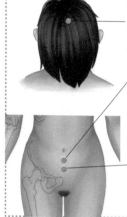

百会
位于两耳直上头顶正中处

气海
位于下腹部，前正中线上，当脐中下 1.5 寸

关元
位于下腹部，脐直下 3 寸

血海
屈膝，大腿内侧，髌底内侧端上 2 寸，当股四头肌内侧头的隆起处

三阴交
位于小腿内侧，足内踝高点上 3 寸，在内踝尖正上方胫骨边缘凹陷中

照海
位于足内侧，内踝尖下方凹陷处

吴中朝教你 **刮痧** 祛百病

刮痧操作步骤

1 用刮痧板边缘着力于百会穴，缓慢用力，逐渐加重按揉，以头顶感到酸胀麻为度。

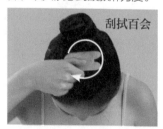
刮拭百会

2 用面刮法从上至下刮拭下腹部气海穴至关元穴，以皮肤潮红或出痧为度。

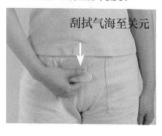
刮拭气海至关元

3 用刮痧板角按揉血海穴 20~30 下，以感到酸胀为度；用面刮法从上至下刮拭三阴交穴至照海穴，可不出痧。

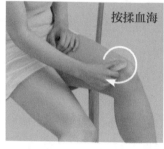
按揉血海

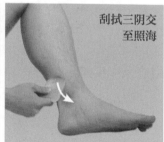
刮拭三阴交至照海

食疗小偏方

枳壳糖浆

[原料] 炒枳壳 60 克，升麻 15 克，黄芪 30 克，红糖 100 克。

[做法] 将炒枳壳、升麻、黄芪加水 800 毫升，煎取 500 毫升后加入红糖即可。每次服 20 克，每日 3 次。适用于产后子宫脱垂。

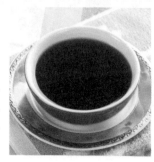

乳腺增生是女性最常见的乳房疾病，好发于中青年女性，其突出症状是乳房胀痛和乳内肿块。中医认为，情志不畅、气机郁滞、脾运失健、生湿聚痰，劳力过度、耗伤元气是导致本病的主要原因。刮痧能在一定程度上调畅气机，预防和治疗乳腺增生。

取穴

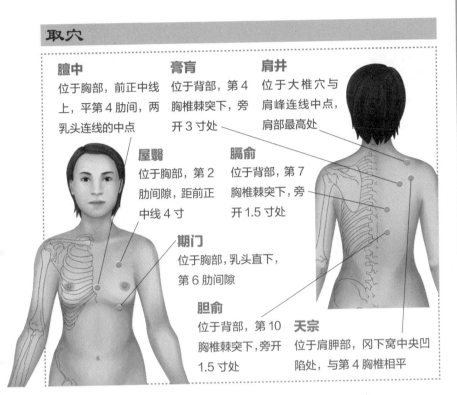

膻中
位于胸部，前正中线上，平第 4 肋间，两乳头连线的中点

膏肓
位于背部，第 4 胸椎棘突下，旁开 3 寸处

肩井
位于大椎穴与肩峰连线中点，肩部最高处

屋翳
位于胸部，第 2 肋间隙，距前正中线 4 寸

膈俞
位于背部，第 7 胸椎棘突下，旁开 1.5 寸处

期门
位于胸部，乳头直下，第 6 肋间隙

胆俞
位于背部，第 10 胸椎棘突下，旁开 1.5 寸处

天宗
位于肩胛部，冈下窝中央凹陷处，与第 4 胸椎相平

刮痧操作步骤

1 以面刮法由内向外刮拭肩井穴。

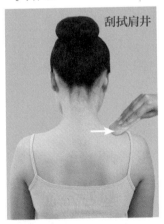

刮拭肩井

2 以面刮法自上而下刮拭背部双侧膏肓穴、天宗穴、膈俞穴至胆俞穴段。

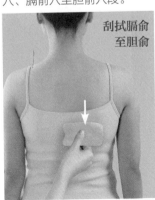

刮拭膈俞至胆俞

3 以单角刮法自上而下刮拭膻中穴，然后沿肋骨走向刮拭屋翳穴和期门穴。

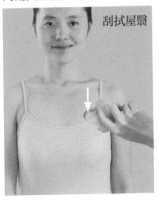

刮拭屋翳

不孕症

不孕症指育龄妇女有正常性生活又未避孕，在 1 年或更长时间内仍未能受孕的现象，不孕症包括原发性不孕（婚后从未有过妊娠）和继发性不孕（婚后曾有妊娠者）。

取穴

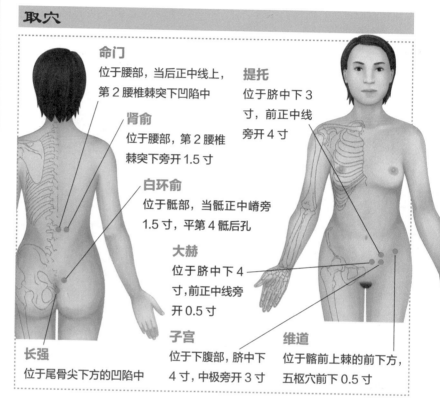

命门
位于腰部，当后正中线上，第 2 腰椎棘突下凹陷中

肾俞
位于腰部，第 2 腰椎棘突下旁开 1.5 寸

白环俞
位于骶部，当骶正中嵴旁 1.5 寸，平第 4 骶后孔

大赫
位于脐中下 4 寸，前正中线旁开 0.5 寸

长强
位于尾骨尖下方的凹陷中

子宫
位于下腹部，脐中下 4 寸，中极旁开 3 寸

提托
位于脐中下 3 寸，前正中线旁开 4 寸

维道
位于髂前上棘的前下方，五枢穴前下 0.5 寸

刮痧操作步骤

1 用面刮法从命门穴刮至长强穴，刮至皮肤潮红（可不出痧）。

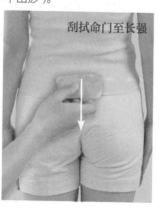
刮拭命门至长强

2 用面刮法从肾俞穴刮至白环俞穴，刮至皮肤潮红（可不出痧）。

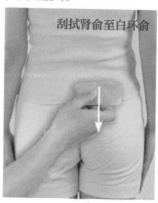
刮拭肾俞至白环俞

3 用面刮法由维道穴向内下经提托穴、子宫穴，刮至大赫穴处，刮至皮肤潮红（可不出痧）。

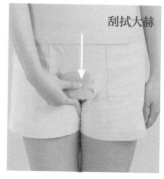
刮拭大赫

吴中朝教你 刮痧 祛百病

更年期综合征是由女性体内雌激素水平下降而引起的一系列症状，如月经变化、面色潮红、心悸、失眠、乏力、抑郁、多虑、情绪不稳定、易激动、注意力难以集中等。刮拭身体相关穴位，可以调补肾气，活血通络，有助于气血的生化和运行。

取穴

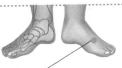

太冲
位于足背侧，第 1、2 跖骨结合部之前凹陷处

三阴交
位于小腿内侧，足内踝高点上 3 寸，在内踝尖正上方胫骨边缘凹陷中

太溪
在足内侧，内踝后方，当内踝尖与跟腱之间的凹陷处

神门
位于腕部，腕掌侧横纹尺侧端，尺侧腕屈肌腱的桡侧凹陷处

肝俞
在背部，当第 9 胸椎棘突下，后正中线旁开 1.5 寸

肾俞
位于腰部，第 2 腰椎棘突下，后正中线旁开 1.5 寸

命门
位于腰部，当后正中线上，第 2 腰椎棘突下凹陷中

内关
位于前臂掌侧，从腕横纹的中央往上约 2 寸

刮痧操作步骤

1 用平刮法由上至下刮拭上肢内侧内关穴，用刮痧板角按揉手腕处神门穴 20~30 下。

2 用面刮法由上至下刮拭腰背部肝俞穴、肾俞穴、命门穴。

3 用平刮法由上至下刮拭下肢内侧三阴交穴，至皮肤发红。然后用刮板角部重刮太溪穴 30 下。最后用垂直按揉法按揉太冲穴至产生酸麻感为度。

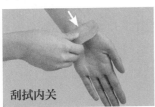

刮拭内关

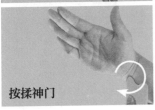

按揉神门

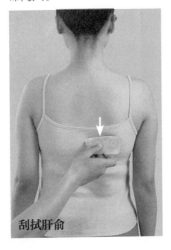

刮拭肝俞

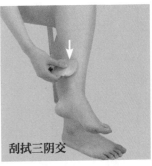

刮拭三阴交

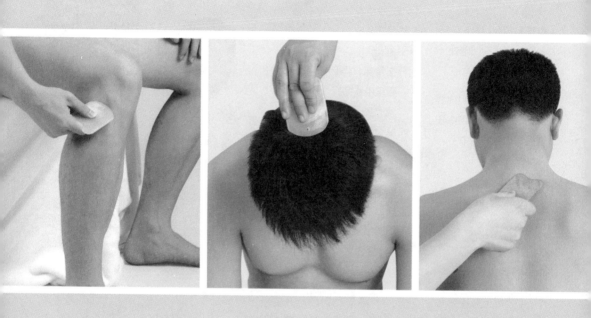

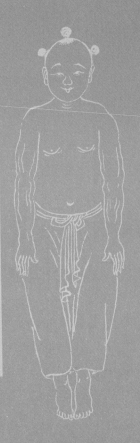

刮痧美容，祛除皮肤问题

痤疮

痤疮俗称"青春痘"。中医认为痤疮的形成，多与火热积聚、肝气郁结、血液瘀滞、阴阳失调有关。根据痤疮发生的部位，可以判断相应的气血失调的经脉脏腑。痤疮的刮痧治疗不做面部刮痧，只调理相关经脉脏腑的气血阴阳，从而做到釜底抽薪。

取穴

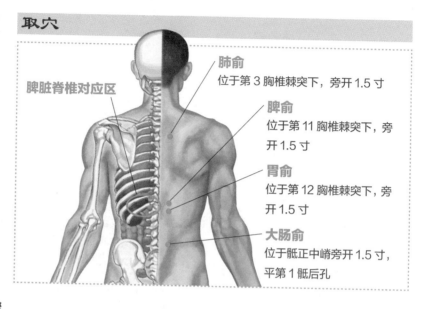

肺俞
位于第 3 胸椎棘突下，旁开 1.5 寸

脾俞
位于第 11 胸椎棘突下，旁开 1.5 寸

胃俞
位于第 12 胸椎棘突下，旁开 1.5 寸

大肠俞
位于骶正中嵴旁开 1.5 寸，平第 1 骶后孔

脾脏脊椎对应区

吴中朝教你 *刮痧* 祛百病

刮痧操作步骤

1 用平刮法从内向外刮拭左胁肋部，从上向下刮拭左背部脾脏脊椎对应区。

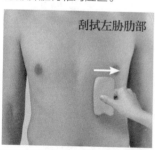
刮拭左胁肋部

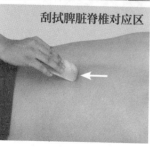
刮拭脾脏脊椎对应区

2 用面刮法和双角刮法从上向下刮拭膀胱经肺俞穴、脾俞穴、胃俞穴、大肠俞穴。

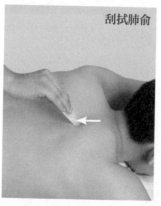
刮拭肺俞

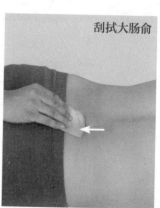
刮拭大肠俞

洗护小偏方

蜂蜜水

每晚洗脸时，取普通蜂蜜三四滴溶于温水中，然后慢慢按摩脸部，洗 5 分钟，让皮肤吸收，最后再用清水洗一遍即可。

虽然雀斑不会损害健康，却直接影响着我们面部的美观。中医认为雀斑与肾虚、肺弱有关。肾主藏精，精足，阳气旺盛；可以加速黑色素的分解，明显淡化雀斑。因此，刮痧要注重调理肺肾二脏。

取穴

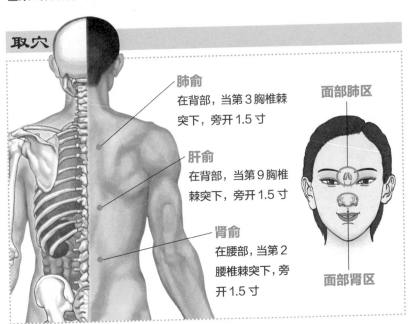

肺俞
在背部，当第3胸椎棘突下，旁开1.5寸

肝俞
在背部，当第9胸椎棘突下，旁开1.5寸

肾俞
在腰部，当第2腰椎棘突下，旁开1.5寸

面部肺区

面部肾区

刮痧操作步骤

1 清洁面部皮肤，涂刮痧乳，用刮痧板以平刮法按额头、眼周、面颊、口唇周围、鼻部、下颌的顺序从内向外刮拭（鼻部从上向下）。重点按揉肺区、肾区及雀斑分布较多部位，至皮肤微热、潮红即可。

2 用面刮法从上向下刮拭背部膀胱经肺俞穴至肝俞穴、肾俞穴。

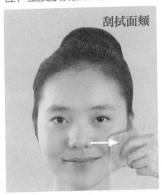

刮拭面颊

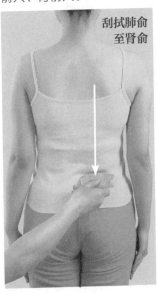

刮拭肺俞至肾俞

洗护小偏方

胡萝卜汁

新鲜胡萝卜2根，研碎、挤汁，每日早晚洗完脸后，取10~30毫升鲜汁拍脸，待干后用涂有植物油的手轻拍面部。每日喝1杯胡萝卜汁也有祛斑作用。

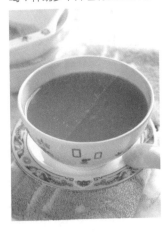

黄褐斑

中医认为，气血两虚，加之气机不畅，因虚致瘀致使肌肤微循环出现障碍是形成黄褐斑的原因。身体透支、心理压力过大、人体的自然衰老等都是导致气血两虚形成黄褐斑的因素。刮痧可疏通面部气血瘀滞，改善脏腑功能，对黄褐斑起到标本兼治的作用。

取穴

小海
在肘内侧，当尺骨鹰嘴与肱骨内上髁之间凹陷处

支正
在前臂背面尺侧，当阳谷与小海的连线上，腕背横纹上5寸

足三里
位于外膝眼下3寸、胫骨外侧缘一横指

血海
屈膝，大腿内侧，髌底内侧端上2寸，当股四头肌内侧头的隆起处

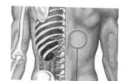

肝胆脊椎对应区

吴中朝教你 *刮痧* 祛百病

刮痧操作步骤

1 清洁面部皮肤，涂刮痧乳，用推刮法从内向外刮拭前额，重点刮拭色斑部位。

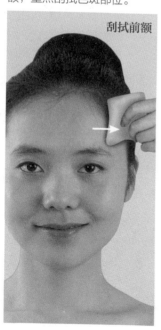

刮拭前额

2 用面刮法和双角刮法刮拭背部肝胆脊椎对应区。

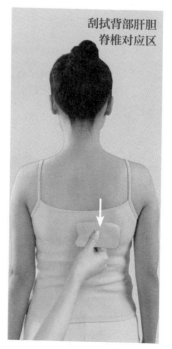

刮拭背部肝胆脊椎对应区

3 用面刮法从上向下刮拭上肢小肠经小海穴、支正穴，下肢胃经足三里穴，脾经血海穴。

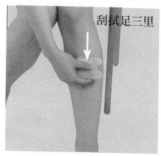

刮拭足三里

洗护小偏方

取冬瓜1块，削皮，将瓜瓤部分切碎捣成汁。清洗面部后，用冬瓜汁按摩皮肤5分钟，洗净即可。经常使用可减少黄褐斑的出现。

皮肤瘙痒症与文献中记载的"痒风"相类似。中医认为本病是体虚受风，风入腠理，与血气相搏导致的。刮痧，再配合药物涂抹，能起到良好的止痒效果。

取穴

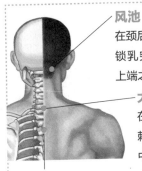

风池
在颈后区，枕骨之下，胸锁乳突肌上端与斜方肌上端之间的凹陷中

大椎
在脊柱区，第 7 颈椎棘突下凹陷中，后正中线上

身柱
位于背部，第 3 胸椎棘突下凹陷中

曲池
在肘横纹外侧端，屈肘，当尺泽与肱骨外上髁连线中点

手三里
位于前臂背面桡侧，当阳溪与曲池连线上，肘横纹下 2 寸

刮痧操作步骤

1 用单角刮法从上向下刮拭头颈部双侧风池穴。

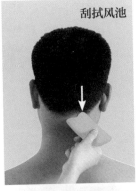

刮拭风池

2 用面刮法刮拭背部大椎穴至身柱穴。

3 用单角刮法刮拭双侧大肠经曲池穴至手三里穴。

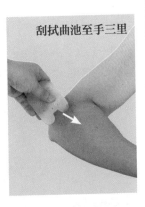

刮拭曲池至手三里

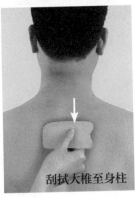

刮拭大椎至身柱

食疗小偏方

芹菜红枣汤

原料 鲜芹菜 250 克，红枣 20 颗。

做法 按正常方法煮汤服食。每日 1 剂。芹菜清肝，红枣养血，做汤食用，可治皮肤瘙痒。

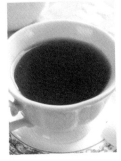

湿疹

湿疹是一种变态反应性疾病。中医认为本病主要与湿邪有关，湿可蕴热，发为湿热之证。湿疹一般以红斑、水疱、渗出、糜烂、瘙痒、丘疹为特点。由于湿邪存在，所以一般表现为反复发作。

取穴

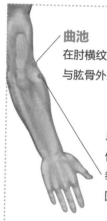

曲池
在肘横纹外侧端，屈肘，当尺泽与肱骨外上髁连线中点

手三里
位于曲池穴下 2 寸，握拳屈肘时，在肱桡肌呈凹陷处

阴陵泉
位于小腿内侧，胫骨内侧下缘与胫骨内侧缘之间的凹陷中

三阴交
位于小腿内侧，足内踝高点上 3 寸，在内踝尖正上方胫骨边缘凹陷中

刮痧操作步骤

1 用面刮法刮拭与湿疹对应的健侧部位。

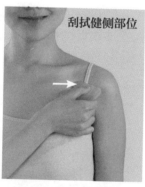
刮拭健侧部位

2 用面刮法刮拭下肢双侧阴陵泉穴至三阴交穴。

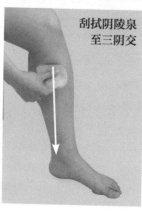
刮拭阴陵泉至三阴交

3 用面刮法刮拭上肢双侧曲池穴至手三里穴。

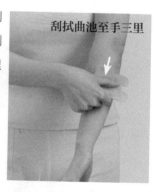
刮拭曲池至手三里

外敷小偏方

土豆泥

新鲜土豆适量，去皮后捣烂成泥，敷于患处，用纱布包好，每昼夜更换 4~6 次，二三天后皮肤湿疹会消退。

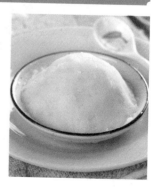

荨麻疹也称风疹，表现为受损皮肤出现大小、形状不等的风团，患者会感到灼热、剧痒，亦可伴有腹痛、腹泻，严重者可喉头水肿甚至休克。本病易反复发作，迁延难愈。中医认为荨麻疹的主要病因是气血失和，可通过刮痧内清外透的作用加以预防和治疗。

取穴

风府
位于后发际之上 1 寸，后正中线上

大椎
位于第 7 颈椎棘突下凹陷中，后正中线上

膈俞
位于第 7 胸椎棘突下旁开 1.5 寸

肝俞
膀胱经上肝的背俞穴，位于第 9 胸椎棘突下旁开 1.5 寸

曲池
在肘横纹外侧端，屈肘，当尺泽与肱骨外上髁连线中点

手三里
位于曲池穴上 2 寸，握拳屈肘时，在肱桡肌呈凹陷处

刮痧操作步骤

1 用单角刮法刮拭头颈部风府穴至大椎穴。

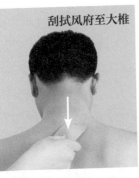

刮拭风府至大椎

2 用面刮法刮拭背部膈俞至肝俞穴。

刮拭膈俞至肝俞

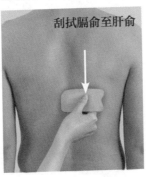

3 用单角刮法刮拭双侧大肠经曲池穴至手三里穴。

刮拭曲池至手三里

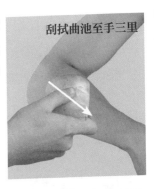

外敷小偏方

芝麻止痒方

生芝麻 180 克，捣烂装于薄布袋中，频擦患处。止痒效果明显。

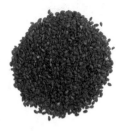

带状疱疹是一种病毒性皮肤病，其特点是呈带状出现的成簇水疱，痛如火燎，每多缠腰而发，故又名"缠腰火丹"。疼痛常持续至皮疹完全消退后，有时可持续数月之久。

取穴

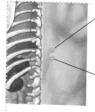

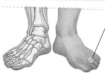

肝俞
在背部，当第9胸椎棘突下，旁开1.5寸

胆俞
在背部，当第10胸椎棘突下，旁开1.5寸

曲池
在肘横纹外侧端，屈肘，当尺泽与肱骨外上髁连线中点

外关
位于前臂背侧，当阳池与肘尖的连线上，腕背横纹上2寸，尺骨与桡骨之间

合谷
在手背，第2掌骨桡侧的中点处

内庭
位于足背第2、3趾间缝纹端

血海
屈膝取穴，位于髌骨内上缘上2寸，股内侧肌隆起

阴陵泉
位于小腿内侧，胫骨内侧下缘与胫骨内侧缘之间的凹陷中

三阴交
位于小腿内侧，足内踝高点上3寸，在内踝尖正上方胫骨边缘凹陷中

刮痧操作步骤

1 用面刮法刮拭背部肝俞穴至胆俞穴约30下，直至出痧。

2 用单角刮法从上向下刮拭上肢双侧曲池穴、外关穴、合谷穴。

3 用面刮法从上向下刮拭下肢内侧血海穴、阴陵泉穴至三阴交穴，然后用单角按揉法刮拭足背部内庭穴。

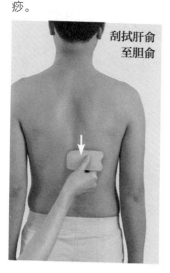

刮拭肝俞至胆俞

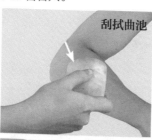

刮拭曲池

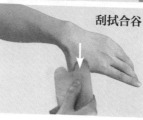

刮拭合谷

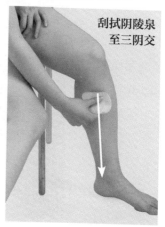

刮拭阴陵泉至三阴交

神经性皮炎是以阵发性瘙痒和皮肤苔藓化为特征的慢性皮肤炎症。本病好发于身体常摩擦部位，病因尚不明确，但一般认为与长期搔抓、摩擦和精神因素及某些外在刺激因素有关。

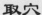

取穴

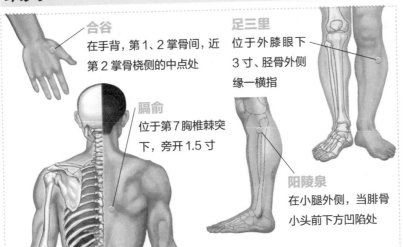

合谷
在手背，第1、2掌骨间，近第2掌骨桡侧的中点处

足三里
位于外膝眼下3寸、胫骨外侧缘一横指

膈俞
位于第7胸椎棘突下，旁开1.5寸

阳陵泉
在小腿外侧，当腓骨小头前下方凹陷处

刮痧操作步骤

1 用刮痧板角自上而下刮拭合谷穴30下，至皮肤发红。

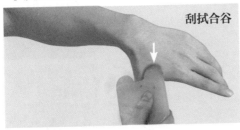

刮拭合谷

2 用面刮法刮拭下肢双侧阳陵泉穴至足三里穴30下，用力稍重，至出痧为度。

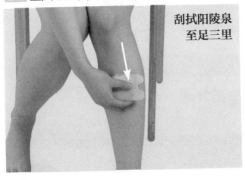

刮拭阳陵泉至足三里

3 用面刮法自上而下刮拭背部膈俞穴30下，用力稍重，至出现紫色痧斑为度。

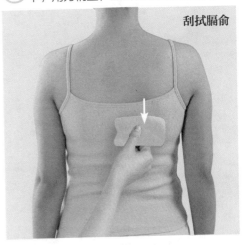

刮拭膈俞

外敷小偏方

大蒜泥

大蒜适量，碾碎成泥状，涂于患处，过5~7分钟洗净，1天涂1次，3~5天后即可见效。

冻疮

冻疮是一种由寒冷所致的末梢部局限性炎症性皮肤病，其表现为受冻部位出现充血性肿胀，遇热时皮肤瘙痒，严重者可能会出现患处皮肤糜烂、溃疡等现象。该病病程较长，冬季会反复发作，不易根治。刮痧主要是疏通局部气血，使血液循环畅通。

取穴

冻伤部位一般在肢体末端，即手和脚上，刮痧主要是疏通局部气血，使血液循环畅通。故刮拭部位一般选在患部附近，无须考虑具体穴位。

刮痧操作步骤

手部冻疮： 用面刮法从手腕向手指端刮拭，每个手指的关节和两侧全部要仔细地刮拭。先刮手掌一面，再刮手背，连续刮 20 下左右。皮肤破损处不宜刮拭。

足部冻疮： 用面刮法从足跟部向足趾端刮拭 20~30 下，再从足踝部向足趾端刮拭 20~30 下，或感觉足部皮肤温热为度。皮肤破损处不宜刮拭。

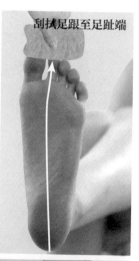
刮拭足跟至足趾端

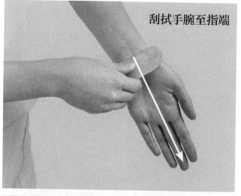
刮拭手腕至指端

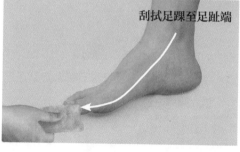
刮拭足踝至足趾端

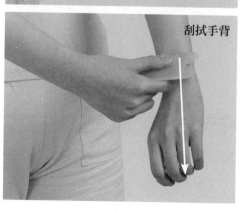
刮拭手背

吴中朝教你 *刮**痧* 祛百病

外涂小偏方

生姜外擦

将生姜煨热，切开搽患处。每日 2 次。生姜泥和生姜浸出液对创伤愈合有明显的促进作用，用于冻疮未溃。

皮肤是否白皙、清透，一部分是由肝功能决定的。肝脏主宰全身气机，主藏血，肝脏又是重要的解毒器官，内环境中的众多代谢废物都要送到肝脏进行解毒处理。所以面色暗淡无光要注意排肝毒，刮痧当疏肝利胆、解郁排毒。

取穴

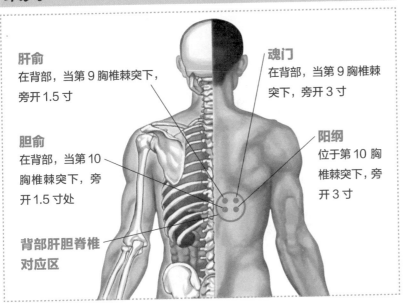

肝俞
在背部，当第9胸椎棘突下，旁开1.5寸

胆俞
在背部，当第10胸椎棘突下，旁开1.5寸处

背部肝胆脊椎对应区

魂门
在背部，当第9胸椎棘突下，旁开3寸

阳纲
位于第10胸椎棘突下，旁开3寸

刮痧操作步骤

1 用平刮法从上向下刮拭背部右侧肝胆脊椎对应区。

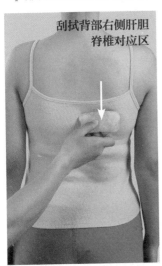

刮拭背部右侧肝胆脊椎对应区

2 刮拭膀胱经肝俞穴、魂门穴、胆俞穴、阳纲穴。用平刮法从上向下刮拭，从肝俞穴刮至胆俞穴，从魂门穴刮至阳纲穴。

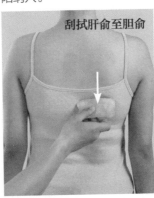

刮拭肝俞至胆俞

茶包小偏方

慈禧珍珠茶

[原料] 珍珠粉、茶叶各15克。

[做法] 混合均匀，分成4等份。将每份用细纱布包起来，热水冲泡即可饮用。润肌泽肤，葆青春，美容颜。

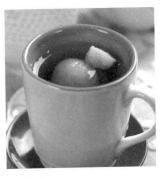

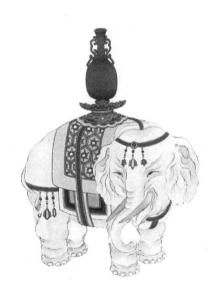